安い・美味しい・簡単
実践 健康食

岩田健太郎

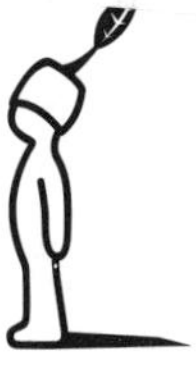

光文社新書

はじめに——安くて、美味しくて、健康で、楽しい食事

こんにちは。岩田健太郎と申します。感染症とその周辺を専門にしている医者です。

感染症といえば食中毒（ホントかな？）。食中毒といえば、食の安全。食の安全を考えると健康な食事……という流れで、これまでも食と健康について何冊か本を出してきました。

今回も、食事について書いています。テーマはこの「はじめに」のタイトルのとおりです。安いこと。美味しいこと。健康によいこと。そして楽しいこと。この４つのテーマを満たすのが目標です。

これまで、健康と食を語る本といえば、「これを食べれば健康になる」といった、「これだけ食べとけ」的な本や、「これを食べると不健康になる」といった、特定の食事をディスる

本が一般的でした。

たとえば、糖質制限。

最近はそれほど騒がれなくなりましたが、一時はこの糖質制限ダイエットが、非常に人気となりました。

糖質、というのは炭水化物のことです。糖質とか、炭水化物とか、わけ分からん、という方もおいでかもしれません。

炭水化物とは、要するにグルコース（砂糖など）の「糖」が連なってできたものです。炭水化物とは、たとえば米とか、パンとか、パスタなどに入っています。あまーい砂糖が連なると、なんで米になるの？　とちょっと不思議に思うかもしれません。

でも、ご飯をずっと噛み続けていると、だんだん甘みがでてきませんか？　あれは、「糖」が連なってできた炭水化物が、唾液の中の酵素で分解されて、連なっていない「糖」になり、それが甘く感じられるのです。

というわけで、糖質＝炭水化物、と考えてください。その摂取量を減らすのが、糖質制限です。

糖質制限にもいろいろな「流派」があります。

一番古いタイプの糖質制限食は、「アトキンス・ダイエット」と呼ばれるもので、1970年代にはすでに提唱されていました。ロバート・アトキンスというアメリカの医師が提唱したもので、他の糖質制限食同様、脂肪分とタンパク質摂取量を増やして、炭水化物の摂取を抑える方法です。

1990年代にぼくがアメリカで研修医をしていたとき、アトキンス・ダイエットはめちゃめちゃ流行していました。当時からアメリカは肥満大国で、多くの人が肥満に悩んでいました。手軽に、簡便に痩せる方法、みたいなものに多くの人が飛びついていました。2002年、アトキンス医師は、有名な雑誌『タイム』で「今年の人」に選ばれてもいます。

しかし、アメリカにおけるアトキンス・ダイエットの流行は、短命に終わりました。まず、アトキンス医師が2003年に死去しました。死因は脳塞栓によるものと報告されています。加えて、アトキンス医師はもともと虚血性心疾患、心不全、高血圧など複数の病気を抱えていたようです（異論もあるようです）。

そういうこともあって、アトキンスの死後、アトキンス・ダイエットの人気も陰りを見せるようになりました。アトキンスが創業した会社、アトキンス・ニュートリショナルズも2005年に経営破綻します（その後、買収・合併を経て新会社として存続）。

アトキンス・ダイエットは廃《すた》れてしまいましたが、「糖質制限」食は専門家から注目され続け、様々な検証がなされてきました。現在でも臨床研究が続けられています。海外では糖質制限食は一般に、「ケトジェニック・ダイエット」と呼ばれています。ケトジェニック、体の中にケトン体を溜め込むような食事法、という意味です。

糖質制限を行なうと、体を動かすエネルギーを糖に頼れなくなります。すると、体内の脂肪が分解されるのですが、そのときに副産物で出てくるのがケトン体なのです。

ちなみに、海外でいう「ダイエット」とは、「食事療法」あるいは「食事法」のことで、必ずしも減量のことを意味するとは限りません。でもまぁ、「be on a diet」と英語でいうと、いわゆる「ダイエット」、減量のことなので、分かりづらいといえば、分かりづらいですね。

さて、ケトジェニック・ダイエット。いったい、どのくらい役に立つのか。

糖尿病や、肥満のある患者さんを対象にした臨床研究は多々あります。その結果、ケトジェニック・ダイエットは、6カ月くらい続けると、血糖値や体重を落とすのには効果があることが分かりました。

しかし、その後、1年くらい経つと、その効果が見られなくなってくることも分かってきました。

糖質制限食は、ストイックで、この食事に固執し続けることができる人だったら、体重を落としたり、血糖値を下げることができ、健康に寄与することも可能かもしれません。

しかしこの食事は、便秘になりやすいとか、逆に下痢が起きたりだとか、頭痛が起きやすいとか、いろいろな症状が出てしまうことも多いのです。

また、脂肪やタンパク質の多い食事を続けるのは、多くの人にとってはしんどいことです。ケトジェニック・ダイエットを続けるのは大変なのですね（＊1）（＊2）（＊3）（＊4）。

近年、「ＳＤＧｓ」がいわれていますよね。「Sustainable Development Goals」＝「持続可能な開発目標」ですね。で、この「sustainable」＝「持続可能」っていうキーワードって、とても大事だと思うのです。

ＳＤＧｓ自体は、複数の社会的な目標です。でも、個人的なレベルでも「sustainable（持続可能）」かどうかは大事なポイントです。

たとえば、食事療法のサステイナビリティ。

ケトジェニック・ダイエットは、健康に寄与する側面もあるのかもしれません。しかし、頭痛や便秘に苦しみながら、我慢しながら、こうした食事を続けるのはしんどいじゃないですか。

もちろん、なかにはケトジェニック・ダイエットを美味しく楽しく続けることができる人もいるとは思います。そういう人はそれでいいのかもしれません。

が、仮にケトジェニック・ダイエットがしんどいものであるならば、そういうしんどい思いをして、無理して健康を得ても、楽しくないですよね。

健康は、とても大事な側面ではありますが、人は健康になるために生きているのではありません。健康になるために苦痛を伴う食事を我慢しなければならない、というのはちょっとした本末転倒だとぼくは思います。

つまり、ある食事方法が「持続可能」であるためには、「楽しくなければならない」とぼくは思うのです。また、そもそも持続可能でなければ、健康に対する効果も期待できません。「短期的に得られた健康」なんて、意味ないですから。長期的に得られてこその、健康効果ですから。

さらに、「持続可能」であるためには、コストが安くなければいけません。高額な食事方法では、一部の人にしか「持続可能」ではありませんから。お財布に優しいお値段で、いつまでもほとんどの人が継続できる。そういう食事方法でなければ「絵に描いた餅」ということになりかねません。

そこで、本書です。本書は健康に寄与する食事のエビデンスを吟味します。が、単にエビデンスがあるだけでは十分とはいえません。そこに「楽しい」という要素を加味します。「楽しい」は持続可能性と密接に関係しているからです。

楽しくて、健康に寄与する。これを模索するのが、本書の目的です。そして、その答えは本書の中にあると思っています。

目　次

第3章　シロさん飯に学ぶ――「ふつうのご飯」がなぜ健康によいのか

第1章　日本人は健康ではないのか？

日本特有の言葉「いただきます」

さて、楽しく食事を摂るためには、食事や食物に対する感謝の気持ちが必要だとぼくは思っています。

こんなことを書くと、「イワタは古いやつだ」と思われるかもしれませんが（事実だけど）、ぼくが子どもの頃、ぼくの祖母は、お茶碗についたご飯を一粒も残してはいけない、と厳しく教えていました。一粒一粒のお米は、お百姓さん（と祖母は言っていました）が腰を曲げて一所懸命に作ったお米です。そういうお米を粗末に扱うとバチがあたる、というのです。

そんなわけで、ぼくも、茶碗に入っている米粒を残す、というのを今も嫌います。そういう食べ残し、見た目も汚いし。まあ、今でいうところの「食品ロス（フードロス）」ってやつですよね。

目の前の食事、食材に、感謝の気持ちを込めて食べると、食事がとても楽しいですし、美味しくもなります。目の前の食事にぞんざいな気持ちしかなければ、食事自体もぞんざいになりがちです。

新聞やテレビを見ながらなんとなく食事をしても、食事のよさを楽しめません。よく嚙まずに飲み込むので、味を十分に楽しめませんし、嚙まずに飲み込む「早めし」は、健康にもよくありません。「早めしは肥満を促すかもしれない」というデータもあるのです（＊5）（＊6）。子どもの頃から、よく嚙んでゆっくり食べる習慣をつけることはとても大事です。

ぼくは日本語の「いただきます」という言葉が大好きです。

ぼくが知る限り、外国語の多くには「いただきます」に該当する言葉がありません。「いただきます」は非常に素晴らしい日本語であり、日本独特のコンセプトなのです。

テレビドラマの『孤独のグルメ』（テレビ東京系）で、主人公の井之頭五郎が「いただき

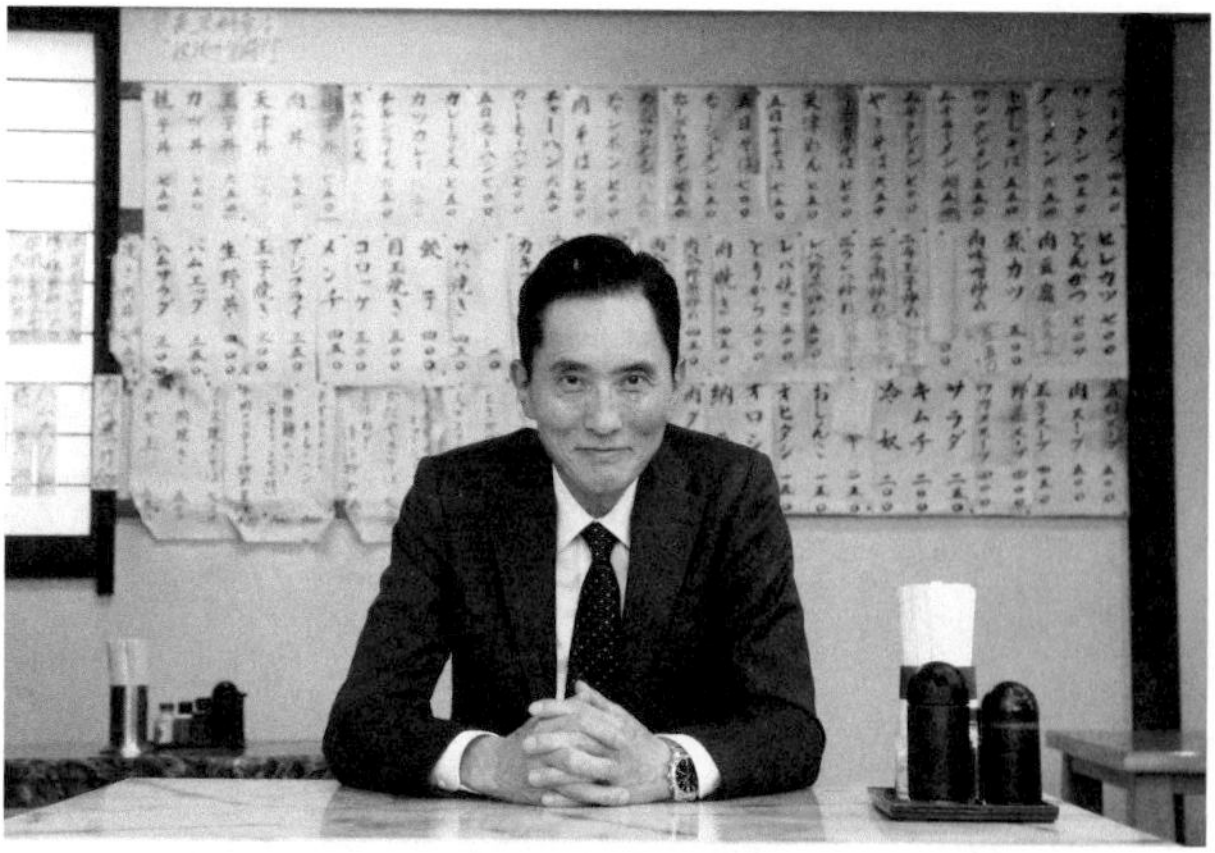

『孤独のグルメ』の井之頭五郎（松重豊）©テレビ東京

ます」と丁寧に手を合わせ、頭を下げてから食事を始めるシーンを見るのはとても気分がよいものです（『孤独のグルメ』は現在「Ｓｅａｓｏｎ10」が毎週金曜の深夜0時12分から放送中ですから、ぜひご覧になってみてください）。

日本のおじさんたちの多くは、外食時のマナーが悪いですからね。「おーい、お水！」みたいな命令口調で怒鳴っている人を見ると、ぼくはいつも気分が悪い。ある意味、井之頭五郎は、一般的なおじさんにはない、食事や外食店に対する紳士的なふるまいを残しています。

そういうところに、彼の美しさがあるのではと思っています。このドラマが人気で長命なのも、こんなところに理由の一つがあるのではないでしょうか。

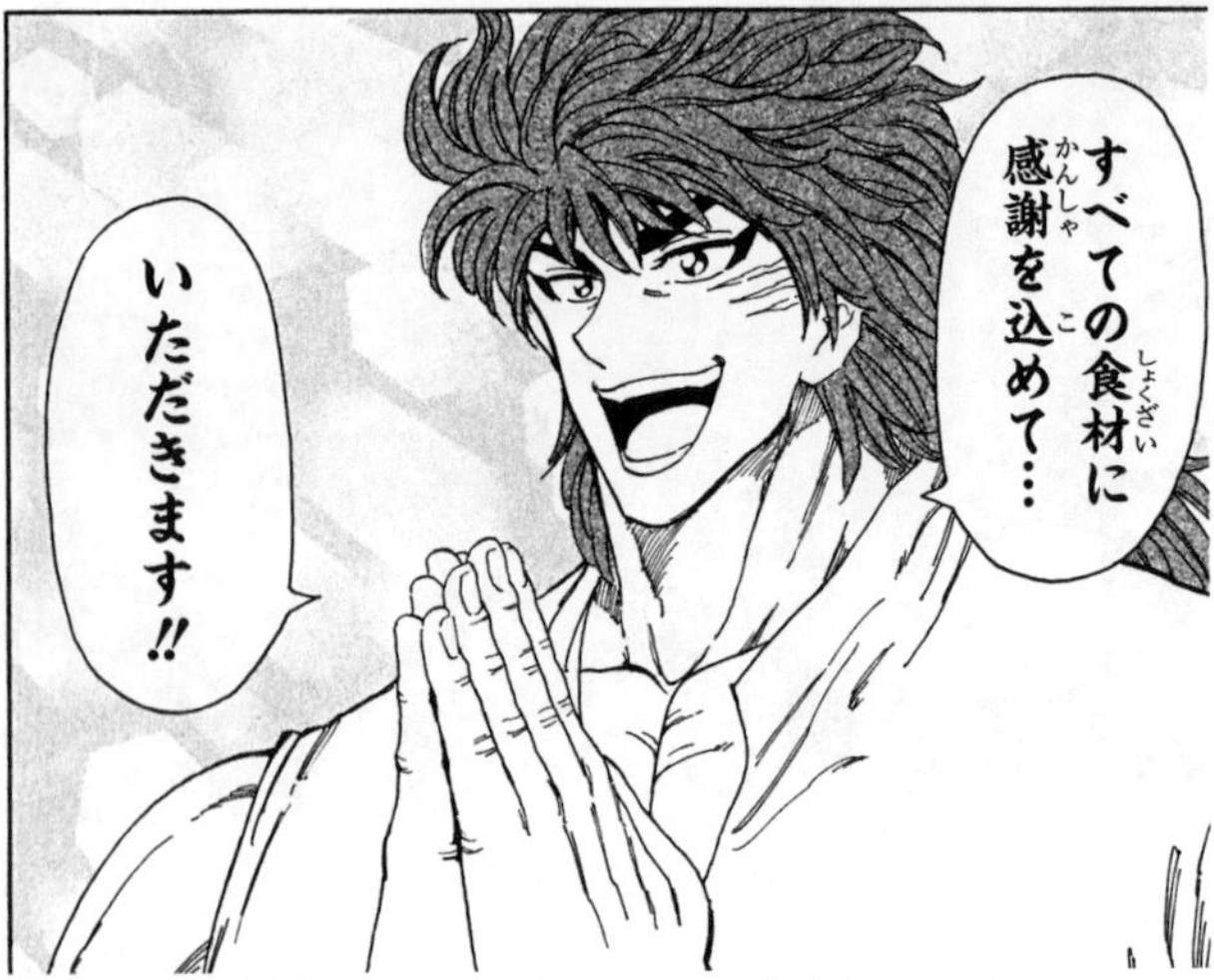

島袋光年『トリコ』第43巻より（集英社、2016年）

健康とエゴイズム

食事は、食材を提供してくれた動植物や、農家や漁師の方や、調理してくれた方など、多くの生命や人々に感謝の気持ちを持つことで、より楽しいものに転じます。

健康になることも大事ですが、自分が健康になるために他人の心を踏みにじっても構わない、というのは、じつにエゴイスティックな考え方です。それに、そういう精神でいることが本当の意味で「健康」だとはぼくにはとうてい、思えません。

同様に、ぼくが読んでいて気持ちがよいのは、『トリコ』と『ゴールデンカムイ』

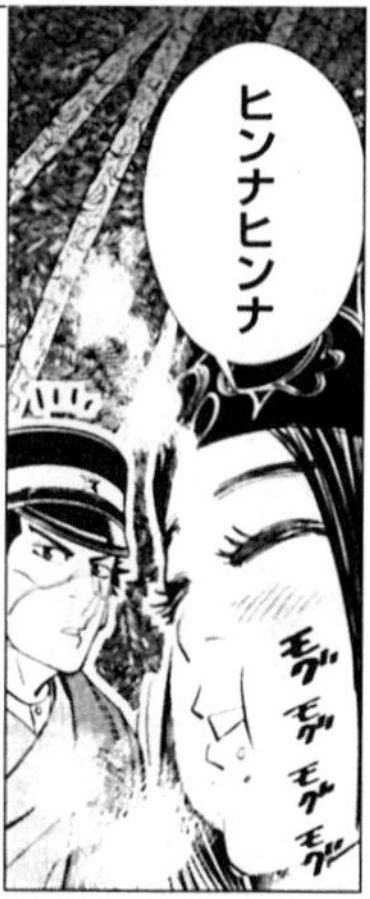

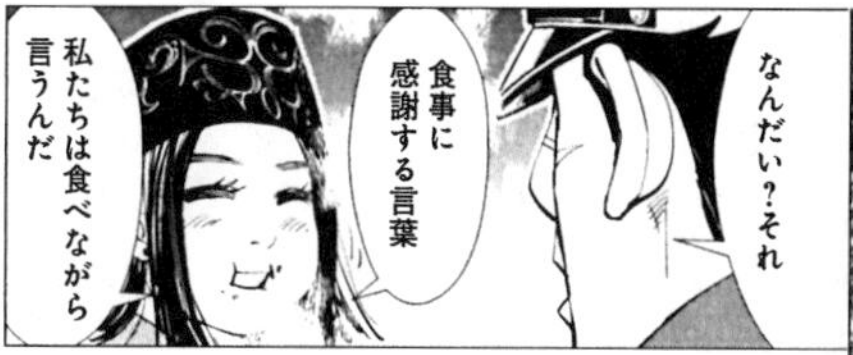

野田サトル『ゴールデンカムイ』第1巻より
（集英社、2015年）

です。『トリコ』は島袋光年作の料理をテーマにしたバトル漫画です。

……って、字で書くと、意味が分かりませんが、美食が流行する世界で、主人公のトリコは、食事のときに「すべての食材に感謝を込めて、いただきます!!」と手を合わせるのです。いつ見ても、いいシーンです。『ゴールデンカムイ』は、野田サトル作の漫画で、日露戦争後の北海道や樺太で、アイヌ秘蔵の金塊を探索する冒険漫画（?）です。

作中にアイヌの料理を食べるシーンが頻回に出てくるのですが、登場人物が美味しそうに食べながら「ヒンナ、ヒンナ」と言います。これはアイヌ語で「ありがとう」

というような意味だそうで、アイヌもまた、やはり食材に感謝を込めながら食事を楽しんでいたのでしょう（中川裕『アイヌ文化で読み解く「ゴールデンカムイ」』（集英社新書）。冬の厳しい北海道や樺太で、食材を入手するのは大変で、ときには飢えたり死亡することもあったのではないでしょうか。食材を入手できたのがそもそも有り難い、という気持ちがここから垣間見られます。

飽食の時代に、「これは健康によい食事」「こちらは健康に悪く、食べるに値しない食事」と、上から目線でふんぞり返って食の選別を行なっている「識者」や「専門家」も、ちょっとはこういう謙虚な態度を見習うべきではないでしょうか。

先にあげた糖質制限を厳格に行ない、寿司屋に行ってシャリからネタを外して、上の魚ばかり食べた方が話題になったことがあります（＊7）。シャリは「糖質」ですから、糖質制限食上は残すべきなのかもしれませんが、あまりに品のない食べ方ですし、米を作ってくれた農家の方や、シャリを炊いてくださった職人さんたちに、とても無礼で見苦しい態度だとぼくは思います。食品ロスという観点からも問題です。

「お金を払っているんだから、シャリを残すのは私の自由だ」という意見もあるそうですが、「お金を払えばなんでもできる」という発想そのものが、みっともないとぼくは思います。

そんなにご飯を食べたくないのなら、寿司屋なんて行くべきではないのです。

これは余談ですが、ぼくは「回る寿司屋」に行くときは、できるだけ「回っているお寿司」を手にとって食べることにしています。

昔は、「回っている寿司はカピカピに乾燥していてまずい」からと、職人に、これとあれを握ってほしい、と注文していました。

しかし、皆がそういう態度でいたら、回転寿司屋で「回っている」寿司は、みな廃棄の対象になってしまいます。甚大なる食品ロスです。もったいないので、回っているほうから食べよう、といつしか思うようになりました。

そもそも、最近の回転寿司屋は皿にカバーを被《かぶ》せていて、すぐに寿司が乾燥しないよう配慮が施されています。食べると、けっこう、美味しいです。

そりゃ、寿司は握りたてを食べるのが一番美味しいのでしょうが、昔からある「出前のお寿司」だって、握りたてではないですが、十分美味しいじゃないですか。ていうか、「一番美味しいお寿司」が食べたいなら、回転寿司屋には行かないですよ（笑）。

健康食の観点から、あるいは糖質制限という観点から、日本人の「米を食べる習慣」そのものを批判する人もいます。米を食べるのは健康によくない、いわゆる「茶色い炭水化物を食べるべきだ（後述）」というのです。

たしかに、極端な糖質制限主義者から見れば、コメ中心の食事などは害悪でしょうし、「健康食」を議論する「識者」の多くも、コメを食べる「日本人の食事」は健康によくない、と考えます。

しかし、にもかかわらず、日本人は世界的にもトップレベルの長寿を誇っています。日本人の主食の米が健康によくないのだったら、日本人がこんなに長寿なのはちょっとした矛盾ではないでしょうか。

日本人の長寿の理由

日本人が長寿である理由。それは、国民皆保険制度のような医療、社会保障制度が充実していることとか、銃犯罪が少ないだとか、いろいろな理由があいまってのことでしょう。

そもそも、日本人の炭水化物摂取量は、全カロリーの半分以上なのです。その炭水化物の大部分が米なのです。それでも日本人は、世界トップレベルの健康長寿な人たちなのです。炭水化物が本当に健康によくないのだとしたら、日本人はもっと不健康なのではないでしょうか。

いやいや、本来日本人はもっと健康的な民族なのだ、縄文時代の日本人の食事こそが本当の日本人の食事だ、あの頃の、樹の実を取ったり、動物や魚を食べていたころに戻ることこそ大事なのだ——。こういう意見も耳にします。

しかし。縄文時代の人々の平均寿命は30歳程度だったそうで、40年以上生きられる方は少数派でした（＊8）。ちなみに、明治時代になっても、日本人の平均寿命は40歳そこそこのままでした。とにかく、縄文人、むっちゃ短命だったんですよ（**資料1**）。

縄文人はがんにならない、という意見も聞いたことがありますが、あたりまえです。だってがんになる前に死んでいたんだから。おそらくは、ケガや、感染症や、自然災害や、飢餓によって。大多数のがんは「高齢化」の結果、起きるのです。

そんな短命な縄文人の食事が「健康によい食事」なわけはないじゃないですか。

まあ、百歩譲って縄文人の食事が健康によい食事である可能性があるとしても、それを証明するデータは皆無なのです。

これはありがちな、「昔はよかった」型の、ノスタルジー・バイアスです。実際には、「現在の日本人」が一番健康なんです。縄文人ではなく。少なくとも長寿という観点からは。

資料1　明治以降の平均余命の推移

（単位：年）

作成年次	男			女		
	0歳	40歳	65歳	0歳	40歳	65歳
明治24年-　　31年*	42.8年	25.7年	10.2年	44.3年	27.8年	11.4年
明治32年-　　36年*	43.97	26.03	10.14	44.85	28.19	11.35
明治42年-大正 2年*	44.25	26.82	10.58	44.73	29.03	11.94
大正10年-大正14年*	42.06	25.13	9.31	43.20	28.09	11.10
大正15年-昭和 5年*	44.82	25.74	9.64	46.54	29.01	11.58
昭和10年-　　11年	46.92	26.22	9.89	49.63	29.65	11.88
昭和22年*	50.06	26.88	10.16	53.96	30.39	12.22
25-27*	59.57	29.65	11.35	62.97	32.77	13.36
30*	63.60	30.85	11.82	67.75	34.34	14.13
35*	65.32	31.02	11.62	70.19	34.90	14.10
40*	67.74	31.73	11.88	72.92	35.91	14.56
45*	69.31	32.68	12.50	74.66	37.01	15.34
50*	71.73	34.41	13.72	76.89	38.76	16.56
55*	73.35	35.52	14.56	78.76	40.23	17.68
60*	74.78	36.63	15.52	80.48	41.72	18.94
61	75.23	37.02	15.86	80.93	42.13	19.29
62	75.61	37.35	16.12	81.39	42.54	19.67
63	75.54	37.24	16.95	81.30	42.44	19.54
平成元年	75.91	37.56	16.22	81.77	42.89	19.95
2*	75.92	37.58	16.22	81.90	43.00	20.03
3	76.11	37.70	16.31	82.11	43.18	20.20
4	76.09	37.70	16.31	82.22	43.29	20.31
5	76.25	37.80	16.41	82.51	43.55	20.57
6	76.57	38.13	16.67	82.98	44.00	20.97
7*	76.38	37.96	16.48	82.85	43.91	20.94
8	77.01	38.48	16.94	83.59	44.55	21.53
9	77.19	38.62	17.02	83.82	44.79	21.75
10	77.16	38.66	17.13	84.01	45.01	21.96
11	77.10	38.56	17.02	83.99	44.94	21.89
12	77.64	39.03	17.43	84.62	45.53	22.44

［注］ *印は完全生命表、その他は簡易生命表。昭和45年以前は、沖縄県を除く値である。

出所：厚生省「簡易生命表」「完全生命表」

現段階で一番の健康食――「地中海食」

ちなみに、いわゆる「エビデンス」が一番堅牢《けんろう》な健康食は、地中海食といわれるもので、地中海沿岸の食事をいいます。その構成要素は以下のとおりです（＊9）。

1. 加工をほとんど施さない、全粒の穀物や豆が主体。
2. 毎日、生野菜たっぷり。
3. 新鮮なフルーツ、ときに蜂蜜。
4. 脂質の供給源としてのエクストラバージン・オリーブオイル、ナッツ、植物の種。
5. ほどほどに食べる魚。
6. 少量のチーズやヨーグルト。バターやクリームは摂らない。牛乳もコーヒーに入れる分だけ。
7. 赤い肉や加工肉は週に1回、あるいはそれ以下のみ使用。
8. 食事のときだけ、ワインを少々、あるいはほどほどに。

疫学研究によると、地中海食により、心血管疾患、脳卒中、肥満、糖尿病、高血圧、ある種のがん、アレルギー疾患、アルツハイマー病やパーキンソン病の予防効果があるそうです。

では、なぜ地中海食は体によいのか。

そのメカニズムは十分に解明されていないのですが、いくつかの学説はあります。

一つは、不飽和脂肪酸の消費。飽和脂肪酸が心血管疾患を増やす一方、不飽和脂肪酸の消費は、いわゆる悪玉コレステロール（ＬＤＬ、low density lipoprotein）を減らし、血管の病気の予防効果があります。

また、比較的、低カロリーなので体重も増えにくく、ホルモンであるインスリンの感受性も増します（よって、２型の糖尿病予防が期待できます）。

また、地中海食では抗酸化作用があり、抗炎症作用のためにさらに血管の病気が起きにくくなり、がんの予防効果、あるいは認知症の予防も期待できます。

さらに、地中海食は他の食事に比べて、タンパク摂取が少ないのも特徴です。タンパク質はアミノ酸からできていますが、アミノ酸摂取が減ると、乳がんや前立腺がんの予防効果に有用かもしれない、というデータもあります。

もっとも、こう考えると、高タンパク質の食事である糖質制限食は、糖尿病や肥満にはよくても、がんの予防という観点からはよろしくない、という考え方もできるかもしれません。そもそも地中海食では、炭水化物の消費量が多いことも特徴なのです。ですので、地中海食が健康によいのであれば、糖質制限食はちょっとした矛盾を抱えていることになるのかもしれません。

また、野菜や果物など繊維質の多い食事は、腸内細菌を整えて、様々な病気の予防に役立つ、という考え方もあります。

腸内細菌の乱れは、「*Clostridioides difficile*（クロストリディオイデス・ディフィシル）」という菌の腸炎を増やすことが昔から知られていました。

が、それだけでなく、動脈硬化や不安神経症といった精神科の病気、がん、肥満、糖尿病などの病気にも関連している可能性が指摘されているのです（＊10）。

茶色い炭水化物と、白い炭水化物

では、地中海食が健康によいならば、炭水化物を多く摂っても、健康には問題ないのでしようか。

これは現在、「茶色い炭水化物」と「白い炭水化物」の違いとして説明されています。つまり、炭水化物にも、食べてよい炭水化物と、そうでない炭水化物がある、というのです。

前者が「茶色の」炭水化物、後者が「白い」炭水化物です。

精製していない全粒粉のような炭水化物が「茶色い炭水化物」、精製した真っ白な小麦粉が「白い炭水化物」です。

精製していない炭水化物（茶色い炭水化物）が健康によいことは、数々の臨床研究が示唆しており、複数のガイドラインでその摂取は推奨されています。一方、精製した炭水化物（白い炭水化物）は、糖尿病や肥満のリスクが指摘されており、その摂取量を減らすよう推奨されます。

これは、前者に含まれる繊維質の量が多いのがポイントだと考えられています。繊維が多い食事は、腸内細菌の調整効果などのために、がんなどのリスクを減らす可能性があるのです（＊11）。

ただし、両者の違いは絶対的なものではなく、個人差も大きいことも分かっています。

たとえば、「茶色いパン」と「白いパン」を比較して食後の血糖値の変動を測定する実験では、両者のパンに血糖値の違いはありませんでした（＊12）。

血糖値の変動には、炭水化物やその繊維の含有量のみならず、個々人の体質、遺伝子のタイプ、腸の中にいる細菌など、様々な要因が絡んでいます。ときどき、「パンを食べると不健康になる」みたいな過激な主張をしているウェブサイトを見ますが、それは必ずしも正しくありません。

ちなみに、ぼくが住んでいる神戸市は、美味しいパン屋の激戦区です。最近は、高級食パンが人気だそうですが、そのようなブーム以前から、神戸のパン屋はどこも美味しいパンを提供していました。

その神戸市に在住するぼくは、神戸の超美味しい食パンに魅せられて、朝食はほとんど白いパンです。ただし、食べすぎは問題ですから、サンドイッチのように薄く切って、そこにバター（あるいはマーガリン）を塗って食べています。一緒に生野菜や果物もふんだんに摂ります。このような生活で、体重は高校時代から大きく変化はありませんし、健康診断でのコレステロール値や血糖値もずっと正常です。

本書で繰り返し述べますが、ある食材の良し悪しを決めるには、摂取「量」が大きなポイントになります。たしかに「白い」炭水化物を大量に摂取すれば健康には問題ですが、量が少ない分には大きな問題になりません。

もうひとつ。自分の健康データは自分で食事を試してみながら確認することが可能です。食材の良し悪しにも、個人差がありますから。肥満の原因となる、といわれている食べ物も、適切な量に抑え、体重を毎日チェックして、問題ないことを確認しておけばいいのです。健康診断で血糖値やコレステロール値などをチェックするのも有用です。

ご飯は糖尿病を増やすのか

「白いご飯は健康によくない」と主張する人もいます。これを支持するデータもあります。たとえば、英国医学雑誌『ＢＭＪ（ブリティッシュ・メディカル・ジャーナル）』に掲載されたメタ分析によると、白いご飯の消費量が増えれば増えるほど、２型糖尿病の発症リスクが高まります。１日の消費量が６００グラムあると、およそ１・５倍のリスクになるのです（**資料２**）（＊13）。

でも、この主張も必ずしも正しくありません。

まずは、量です。グラフを見れば分かるように、ご飯の消費と糖尿病のリスクは量に依存

資料2　白いご飯の消費と糖尿病リスクの関係

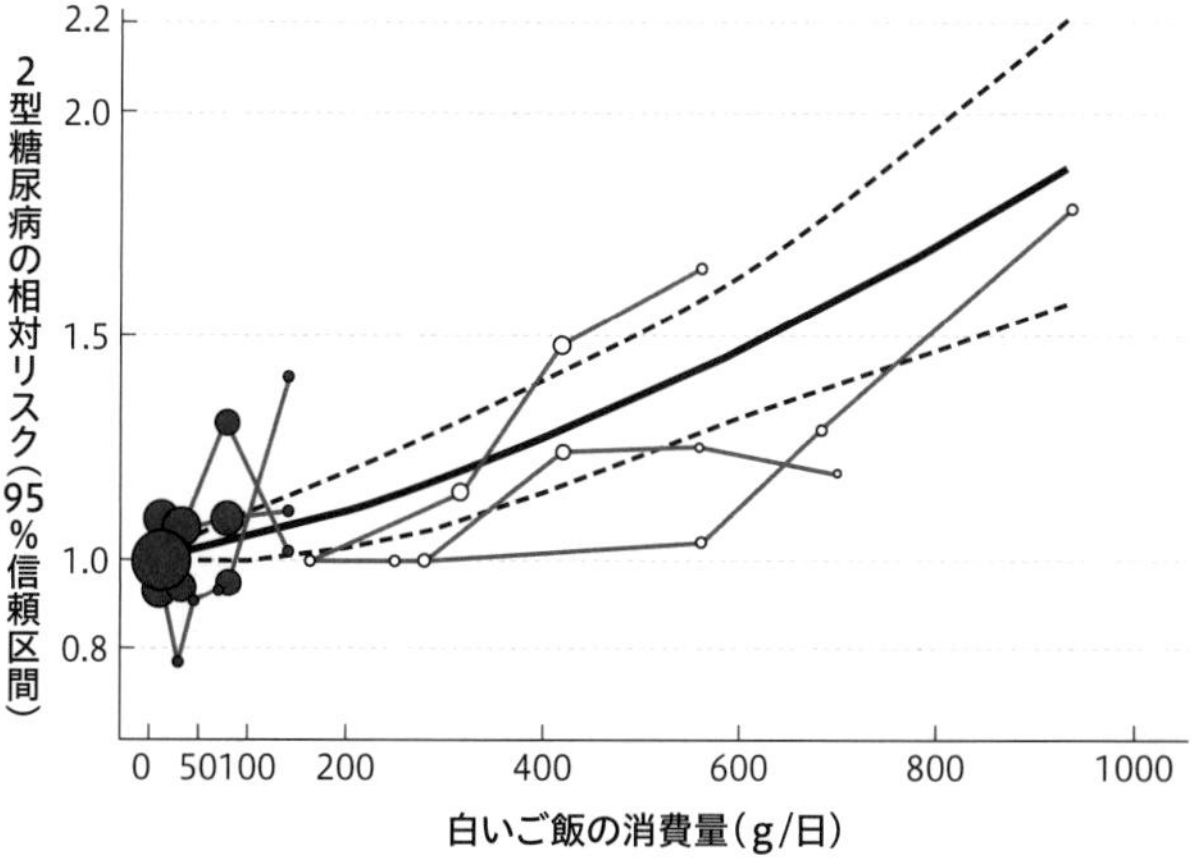

した関係です。たくさん食べれば食べるほど糖尿病のリスクは増し、あまり食べなければリスクは相対的に減ります。

ご飯１膳の量は、だいたい１５０グラムです。１日あたりご飯１膳の消費なら、糖尿病の相対リスクは１・１程度で、それほど大きくはありません。

ぼくは、ご飯はお茶碗３分の１くらいしか摂らない「おかずっ食い」です。これくらいだと、糖尿病発症リスクは微々たるものだと思います。

さて、日本人という人種を加味してみたら、どうでしょうか。

日本人の場合、女性は白いご飯の消費と糖尿病の発症に相関が見られましたが、男性においてはそのような関係性は見いだされませんでした。同様の傾向は、中国やシンガポールでも見られているそうです（＊14）（＊15）。

また、アメリカ国籍を持つ日系人の研究だと、白いご飯の消費量と大腸がんの発生には関係が見られませんでした（＊16）。

こうして考えてみると、「白い炭水化物」が健康に及ぼす効果は、人種や性別によって異なる可能性があります。

こうした知見は、研究が進めばさらに詳しいことが分かってくるでしょう。

しかし、世界一長寿な日本人が、白いご飯を食べることによって不健康になっている、という言説が、ちょっとした矛盾であることを考えると、海外のデータをそのまま日本に持ってきてはいけないのかもしれません。

科学の世界では、こういう「煮え切らないこと」はよくあります。米の健康リスクはあるらしい。でも、日本人においてはそうとも限らないかもしれない。はっきりしないなー、という感じです。

極端に走らない、結論に飛びつかない

で、こういうときに大事な態度は、

結論に飛びつかない

です。もう白いご飯なんて一粒も食べない、みたいな極論もよくないですし、白いご飯をガバガバ食べまくる、のも（たぶん）健康にはよくない可能性が高いです。

米の健康リスクについて、「もうご飯なんて食べない」という極論に飛びつく必要は、必ずしもないとぼくは思います。

ていうか、そもそも皆さん、「白いご飯」をご飯だけで食べてますか？

ドラマ『孤独のグルメ』の主人公、井之頭五郎は、酒が飲めない体質で、白い飯が大好きです。しかし、彼は戦後のアルマイト弁当箱に入れた日の丸弁当みたいに「ご飯だけ」食べるわけではありません（動画配信サービス「Ｐａｒａｖｉ」や「ひかりＴＶ」でも見られる

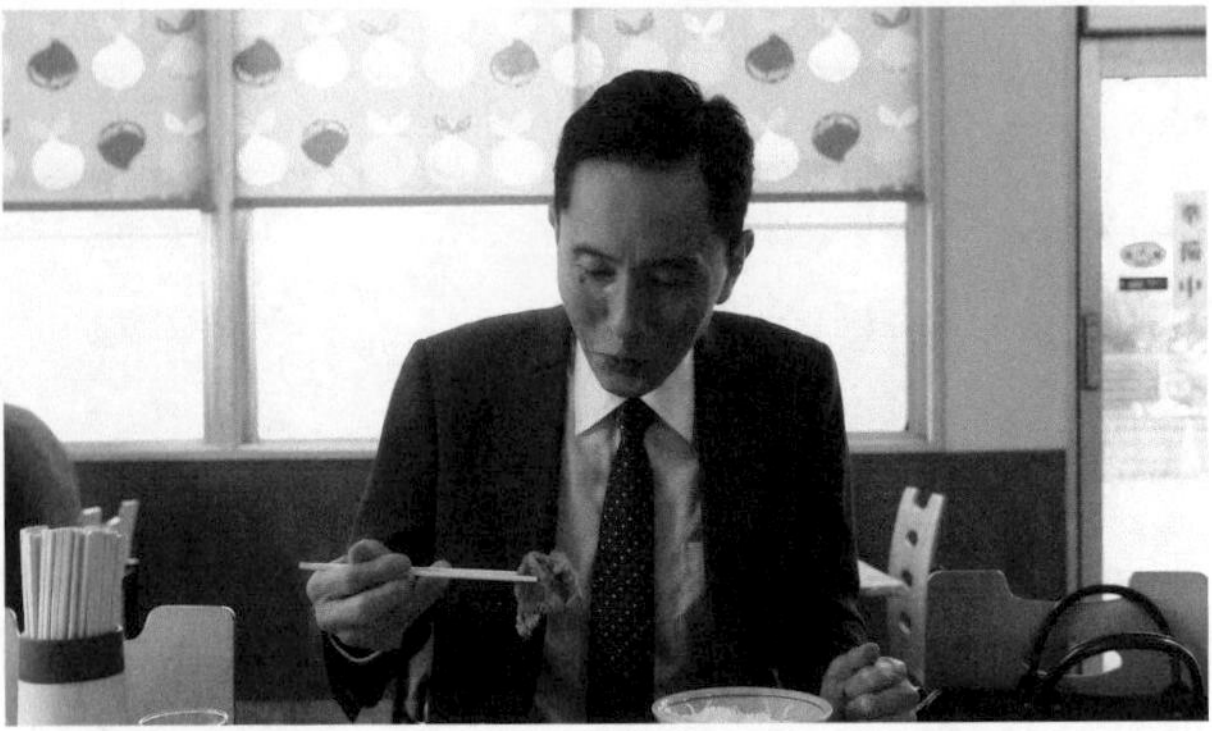

おかずと一緒にご飯を食べる『孤独のグルメ』の井之頭五郎 ©テレビ東京

そうなのでおすすめです）。

おかずを食べるから、ご飯が美味しいのです。

たいていの日本人は、ご飯を他のものと一緒に食べます。おかずと一緒に、漬物と一緒に、ふりかけをかけ、生卵をかけ、海苔で巻いて、おにぎりにして、丼ものにして、いろんな食べ方をします。「白米だけ」食べる日本人は、21世紀の現在、超マイノリティといってよいのではないでしょうか。

パンの事例でも見たように、炭水化物に繊維質が入っているだけで、「健康に悪い」食品が「健康によい」食品に早変わりします。では、繊維たっぷりの海苔で巻いたご飯は、健康によいのでしょうか、悪いのでしょうか。

答えは誰にも分かりません。いまだかつて、海苔で巻いたご飯の健康効果を検証した臨床試験が存在しないからです（ぼくが知る限り）。

エビデンスが明確でないときのぼくの態度は、すでに述べたように、

極端に走らない。安易に結論に飛びつかない

です。

いくら繊維たっぷりの海苔を巻いていたとしても、朝、昼、晩と米ばかり何杯もおかわりして食べていたら、健康リスクは大きいかもしれません。逆に、1日1食、茶碗1杯のご飯を海苔と一緒に食べるのは、「茶色い炭水化物」と同様なのかもしれません。

だから、極端に走らない。

米ばかりバクバクにも走らない。かといって、「私は海苔巻きなんて一口も食べない。宴席で出ても断る。絶対に断る」なんて大人げない態度もとらない。

中庸な態度をとることが大事だとぼくは思います。

ある食品の健康利益やリスクは、量や時間に依存しています。ご飯と糖尿病の関係で、これはすでに示しました。これは、食に関するすべての臨床試験が教えてくれる、ほとんど

「真理」といってもよい事実です。

健康によくない、といわれているものでも、一口食べたからっていきなり病気になるわけではありません。「健康に悪いもの確定」なタバコですら、1本吸ったとか、隣の人が吸っていた煙を吸った、だけでは、いきなり病気にはなりません（もともと病気がある人が、症状を悪くするリスクはありますから、そこは要注意です）。

アレルギー反応とか、餅を喉につまらせるとか、魚の骨が喉に突き刺さる、とかは例外かもしれませんが、一般的に、「食のリスク」とは、定期的に、毎日のように、何年も食べ続けて、はじめて生じる「リスク」なのです。

白いご飯のメタ分析で紹介したように、白いご飯の糖尿病リスクは、「どのくらい食べるか」という量に依存しています。

おそらく、ほぼすべての食材についていえると思いますが、「過ぎたるは及ばざるが如し」で、食べすぎ飲みすぎは、たいていの食材において健康リスクです。そして、たとえリスクがあると分かっている食材においても、たまーに食べる分には、健康リスクは「ない」か、あるいは「無視できるくらい微小なもの」になるのです。

そういえば、地中海食でも、週1回くらいの加工肉ならＯＫにしていました。ワインも適量ならＯＫでした。後述するように、加工肉もアルコールも、健康には「悪い」のですが、たまに楽しむ分には「気にするほどではない」のです。

逆に、健康によいとされ、地中海食にも組み込まれている不飽和脂肪酸のオリーブオイルも、摂取しすぎると肥満につながりうることも分かっています（＊17）。

第2章　リスクは分散せよ——安心な食事とは何か

資産管理の鉄則

ぼくは医者ですが、日本FP協会認定のファイナンシャル・プランナーでもあります。FPはいろいろな人の金銭管理、資産運用などについてアドバイスします。そのとき、「全財産をここ1つに注入しましょう」なんてアドバイスするファイナンシャル・プランナーはいません（たぶん）。

リスクは分散せよ。

これが、資産管理の鉄則です。

それが、テクニカル分析を駆使した投資であれ、インデックスファンドであれ、つみたてＮＩＳＡであれ、ｉＤｅＣｏであれ、ＲＥＩＴであれ、タンス預金であれ、どんな金銭管理にも必ずリスクは伴うのです。

「預けずに家に置いておけばリスクゼロでしょ」とか、「ふつうに銀行に預金しておけばリスクはヘッジできるでしょ」というのは素人の考えです。タンス預金は空き巣に遭うかもしれないし、銀行は倒産するかもしれないし（わりとリアルなリスクです）。

そもそもインフレになれば、なにもしなくても預金したお金の価値は目減りして、「お金を失う」のと同じことが起きます。

本稿を執筆している２０２２年10月には、日本では円安が進行し、かつ海外ではインフレが進んで物の値段が上がり続けています。そういう状況だと、ふつうに銀行に預けているだけのお金の価値は、相対的に目減りし続けます。今まで１００円で買えていたものが、１２０円払わないと買えない、ということは、銀行に預けている１００万円も、昔ほどの価値はなくなっているのです。

つまり、なにをやってもリスクはゼロにならない。

リスクは完全にヘッジすべき、もしくはヘッジできる、という考え方は、「ゼロリスク信仰」といって、単なる幻想にすぎません。

我々にはリスクをとらない、という選択肢はありません。「なにもしない」というのも、「しない」という一つの選択をしているのであって、そこにもリスクはついて回ります。

よって、大切なのは、「リスクを回避する」のではなく、「仮にリスクが現実化しても、傷が小さくてすむ」ようにする「リスク・マネジメント」ということになります。

つまり、「リスクは分散せよ」なのです。分散しておけば、あっちがコケても、こちらの財産は大丈夫、だからです。

したがって、たとえば、ハイリスク・ハイリターンな1つの株に全額投資するのは、ネットカジノに全額つぎ込むギャンブラーと、やってることがほとんど同じです。大儲けする可能性がある一方で、全額失ってしまうリスクもまた高い。これではよい判断とはいえません。

ですから、金銭管理のときには、「失敗しない投資」ではなく、「失敗しても大丈夫な投資」「分散投資」をしなければならないのです。

糖質制限するにしても、緩やかにやるのが大事

食事もまた同様です。

絶対的に健康によい食事法とか、絶対的に悪い方法とかはありません。だから、「いろんなものをバランスよく食べる」「1つの食品、食材に固執しすぎない」ことが大事になるのです。

そういう意味では、極端な糖質制限はやはりリスクが大きいので、仮に糖質制限をするにしても、緩やかにやるのが大事だと、ぼくは思います。

先に述べたように、ぼくも炭水化物は摂るのですが、パンなら薄めにスライスするとか、ご飯はお茶碗の3割くらいで、全体的には糖質は少なめです。とはいえ、ご飯もパンもパスタもピザも食べますし、お菓子も食べます。料理に砂糖も使います。

1かゼロかのデジタルな発想ではなく、「程度問題」としてバランスを取り、リスクを分散するほうが、コケない可能性は高まるのです。あるいは、仮にコケたとしても痛みは小さいのです。

ちなみにですが、パスタも炭水化物ですし、たいていのパスタは全粒粉などで作られてはおらず、いわゆる「白い炭水化物」です。で、パスタを食べると太るイメージがありますが、じつはパスタの消費で体重はむしろ減少傾向になることが臨床研究で分かっています。そういえば、イタリアなど地中海沿岸の人々もパスタはよく食べますね。ここでも、「白い炭水化物」をいっしょくたに「悪」と決めつけるのは、少なくともデータを見る限りは、正しくはないのです（＊18）。

マスクの効果（価値）も変化する

食についてもそうなのですが、一般的に、

「これが正しい」

「こっちが間違ってる」

といった、竹でぶった切るような分かりやすい主張は、正しくありません。0か1かのデジタルな発想ではなく、連続的な「程度問題」、アナログな問題として議論することが大事です。

そういえば、新型コロナウイルス感染予防における「マスク」の意味についても、「文脈」とか「状況」が大事になります。「文脈」「状況」を無視して、単に「マスク」がいいとか悪いとかいう議論をすると、間違えます。

ぼくは2020年の2月初旬、某テレビ番組で「新型コロナを心配してマスクをする必要はない」と発言しました。まだ、横浜にやってきたダイヤモンド・プリンセス号で感染が拡大して、日本が大騒ぎになる前の話です。

当時は日本にはSARS－CoV－2（新型コロナの原因ウイルス）はほとんど存在していませんでした。よって、日常生活でマスクを着けるメリットは、まったくゼロといってよい状況でした。

しかし、その後、アルファやデルタといった「変異株」も出現し、日本でも新型コロナの感染はほとんど「日常的」といったレベルになりました。リスクの高い医療機関だけで防護をしていても、どんどん感染は増える一方。街のどの人が感染していて、誰が感染していないのかを区別するのも不可能になりました。

こういう状況下では、マスクの着用はとても効果的で、事実、疫学研究でも、マスクの着用が感染抑制に寄与していることが示唆されています。

ところが、新しい変異株「オミクロン」が登場し、さらに状況は変化しました。従来の株よりも感染性が高く、過去に例がないほどの膨大な感染者が発生するようになったのです。しかも、有効なワクチン接種の効果もあいまって、感染者が激増したわりに、重症者や死亡者があまり見られなくなりました。

感染リスクが非常に高まっているのに、重症化や死亡のリスクは下がっている。このことは、マスクのような感染防護策の「価値」が相対的に目減りすることを意味しています。１人の死亡者を防ぐために必要な労力が、相対的に増してしまいますから。

ですから、２０２２年くらいから、各国でマスクを着けない生活に戻すところが増えてきました。日本でもマスクを着けなくてよい場面や条件を増やす試みがなされています。

これは、マスクの防護効果が変化したのではなく、オミクロンやワクチンのために、相対的にマスクの価値が目減りしたためです。

このように、あるものの価値を考量するときは、相対的な視点や、文脈や状況の判断を併せ持つことが必要です。デジタルなゼロイチ思考で「マスクはよい、悪い」という発想を持っと間違えます。

食についても同様で、食のリスクも相対的なものになります。また、状況や文脈、それに摂取期間や量といった要素が加味されます。前述のように、人種や性別など、個別の特徴を加味するのも大事です。

そうするとですね。リスクの説明は、くどくなります。面倒くさくなります。断言口調で「なんとかだけ食べとけ」とか「なんとかは絶対食べるな」といったゼロイチスタイルが無効化されるからです。

というわけで、真面目に食のリスクを吟味すると、説明はくどくなり、長くなり、分かりづらくなります。ちょっと、辛抱が必要なんですね。巷《ちまた》の「健康になりたければこれだけやっとけ」的な本が、ほぼ全例、インチキなのはそのためです。

選択肢を多く持つ——米というエネルギー源の重要性

さて、別の理由で、米の重要性は、本稿執筆時点で高まっています。ロシアがウクライナに対して戦争を仕掛けてしまったからです。

ウクライナはヨーロッパのなかでも巨大な農業国です。特に小麦の生産高は非常に大きく、輸出量も輸出額も世界第5位です。「欧州のパンかご」と呼ばれているくらいです。

さらに、ロシア。こちらは小麦の輸出量、輸出額は世界第1位です。

戦争のために、ウクライナからの小麦輸入は激減する可能性があります。また、ロシアに対しては、世界各国が厳しい経済制裁を行なっていますから、ここから大量の小麦を輸入し続ける、というのは現実的なシナリオではありません(＊19)。

よって、いくら「全粒粉を使った料理で健康を」とか、「米を食べてはいけない」と主張しても、そもそもその全粒粉自体が入手できない可能性があるのです。仮に入手できたとしても、その価格は高騰しますから、相当な出費を覚悟しなければならないでしょう。インフレと円安のダブルパンチで、小麦の値段はさらに上がる可能性があるからです。

で、こういうリスクも「分散」することが大事なのです。ここで「米食」という選択肢を残しておけばよいのです。

米は日本国内でも大量に生産しています。為替リスクも、軍事リスクもありません。比較的安価に手に入りますから、小麦が高騰している間は、米を使った食事中心にシフトする、というのが、正しい「リスクヘッジ」のやり方です。

もちろん、前述のように、大量の米をばっかばっか食べるというのは、健康面でのリスクがありますから、食べすぎないように配慮する必要はありますけれども。

選択肢があるって大事です。極端な糖質制限主義者のように「米は食べない」とか、「白い炭水化物はダメ」という主張に固執してしまうと、健康な食事のために相当な出費を覚悟せねばなりません。

そうすると、それは「富裕層以外は健康になれない」ということを意味してしまいます。これは、日本の国益にとっても正しい判断とは思いませんし、そもそも金持ちじゃないと健康になれないなんて、ちょっと嫌ですよね。

もうちょっとでかい話をすると、米という食材を世界でキープしておくことはとても大事だと思っています。

日本のような東アジアや、東南アジアでは、米の生産量がとても多いのです。米の生産量世界一は中国、ついでインド、ついでインドネシアです（**資料3**）。いずれも人口が非常に多い国ですね。中国は人口14億５千万人近くで、もちろん世界一。インドも人口約14億で２位、インドネシアは２億８千万人近くで、世界４位です（３位はアメリカ合衆国）（**資料4**）。

こうした大量の人口を抱えている国にとって、米は貴重なエネルギー源です。

資料3　米の生産量

（千t）

1位	中国	144,500
2位	インド	104,800
3位	インドネシア	35,760
4位	バングラデシュ	34,500
5位	ベトナム	28,074
6位	タイ	18,750
7位	ミャンマー	12,600
8位	フィリピン	11,915
9位	ブラジル	8,465
10位	**日本**	**7,816**
11位	アメリカ	7,068
12位	パキスタン	6,900

出所：農林水産省ホームページ。日本のデータは2014年度「食料需給表」より、その他の国・地域は米国農務省「PS&D」（10 November 2015、2014/15年の数値〈見込値を含む〉）より作成。※注：数値は精米ベース。

資料4　世界人口ランキング

順位	国名・地域名	総人口［2022年］	年平均人口変動率［2020年～2025年］
1	中国	14億4850万人	0.3%
2	インド	14億660万人	0.9%
3	アメリカ	3億3480万人	0.6%
4	インドネシア	2億7910万人	1.0%
5	パキスタン	2億2950万人	1.8%
6	ナイジェリア	2億1670万人	2.5%
7	ブラジル	2億1540万人	0.6%
8	バングラデシュ	1億6790万人	0.9%
9	ロシア	1億4580万人	-0.1%
10	メキシコ	1億3160万人	1.0%
11	**日本**	**1億2560万人**	**-0.4%**

出所：UNFPA（国連人口基金）「世界人口白書2022年版」の統計より。

これを「健康によくない（かもしれない）から、食べるのはやめてしまえ」というのは、ずいぶん乱暴な議論ですし、なによりもったいないですよね。

ここでも、リスクは分散。米という貴重なエネルギー源をキープしておくのは、人類の持続可能な生存に重要な戦略だとぼくは思います。

全粒粉の食品は健康によい。米の食べすぎは糖尿病リスクがある（かも）。こうした一般的な知識を研究データから得ることは、とても大事です。知識があることは大事なのです。でも、それだけでは不十分です。リスクの相対的な吟味をすること。選択肢をたくさん持つこと。

この不確実性が高い、未来を予見しにくい現代社会において、「選択肢があること」自体が、皆さんのリスクのヘッジにとても有用なのです。もちろん、健康リスクも例外ではありません。

日本の食事はリスクが高いのか

ときに、最近は地中海食が健康によい食事の標準とされるようになり、場合によっては、

日本の食事は健康によくない

と批判されることもあるようです。これは第１章でも述べましたね。「白いご飯は健康に

よくない」みたいな意見が、その典型です。

しかし、ここにはちょっとした、エビデンスの誤解があるようにぼくは思います。日本の食事のエビデンスがないのは、構造上の問題があるからで、日本の食事が健康によくない、という意味では必ずしもないからです。

現在、医学の領域では「エビデンス」をしっかりと明示することが大事だと考えられています。ぼくも同じように考えます。

以前は、基礎的な実験データを援用したものを、直接臨床応用することが可能だ、と考えられてきました。

ところが、試験管の中で起きている現象と、リアルワールドで起きている現象は必ずしも同じでないことが分かってきました。先に紹介したケトジェニック・ダイエットが好例です。

なるほど、理屈の上では、ケトジェニック・ダイエットは体重減少や血糖値の低下に寄与するかもしれない。でも、現実世界で人がそのような食事法をすると、続けられない人が多くて、長期的な成果（アウトカム）が得られなくなってしまうのです。

まあ、ケトジェニック・ダイエットに限らず、体重減少を目的としたいわゆる「ダイエット」法のほとんどは、この「持続可能性（sustainability）」のところで弱点を抱えています。

つまり、飽きちゃうとか、しんどいから断念してしまうとかで、リバウンドしてしまうんですね。

有名なところでは「ライザップ」がありますね。ライザップのダイエット方法は、トレーナーを付けた綿密な食事指導やトレーニングがもたらす減量なのだと思いますが、長期的に体重を管理し続けるのは難しい。

ちょっとネットで調べてみたら、ライザップで目標体型を維持できる人の特徴に、

忍耐力があること

と書いてある記事を見つけて、思わず吹き出してしまいました。

おそらく、ほとんどすべてのダイエット方法において、成功するか否かのポイントは「忍耐力」にあるのではないでしょうか。そして、その忍耐力がないから、皆、困っているわけで（笑）。

話を戻しますが、そういう「リアルワールドではどうか」という観点からデータを確認したものが、エビデンス、ということになります。そして、そのエビデンスという観点から現

在、もっとも注目されているのが地中海食なのです。

エビデンスの落とし穴――「赤い肉はよくない」の意味

しかし、ですね。ここにちょっと落とし穴がある。

なぜかというと、現在の食事方法の「エビデンス」は、ほとんどが欧米で作られているエビデンスだからです。それはいわば、従来の欧米式の食事に対するアンチテーゼなんですね。

たとえば、赤色の肉はよくない、というエビデンスが近年、注目されています（第8章で後述）。牛肉なんかが「赤い肉」に属するわけで、それが体によくない、というのです。

なぜ、このような研究が注目されるのか。いや、そもそもなぜこのような研究が行なわれてきたのか。

それは、欧米人がこれまで「赤い肉」を大量に消費してきた、という歴史が背景にあるからです。そういう背景があるから、「赤い肉」のエビデンスなのです。

で、「赤い肉は体によくない」というエビデンスがあるから、じゃあ、日本人も牛肉を食べるのをやめよう、という話になるのでしょうか。いいえ、そういう議論は必ずしも正しくありません。

そもそも、前述のとおり、日本は世界一の長寿国なのです。そして、後述しますが、もともと日本人は赤い肉はそんなに消費していないのです。

欧米と日本では、議論のスタート地点がそもそも違っているのです。欧米をスタート地点にしたエビデンスが、（その内的な科学的な「正しさ」にもかかわらず）、日本で必ずしもフィットしないのはそのためです。こういうのを、専門的には**外的妥当性**と呼びます。

肥満についてのエビデンス——異なる背景や文脈

たとえば、肥満について考えてみましょう。

肥満は糖尿病などの慢性疾患の遠因となり、糖尿病などの慢性疾患は心臓病などの死に至る病につながります。特にアメリカ合衆国では肥満が多くて、これは深刻な国民病といわれています。

一方、日本は世界から見ると、肥満の少ない国です。

肥満はＢＭＩという指標で評価します。これは「body mass index」の略で、体重（キログラム換算）を、身長（メートル換算）の２乗で割って計算します。ＢＭＩ25以上は「体重過多（overweight）」、ＢＭＩ30以上は「肥満」と定義されています。

たとえば、近年の日本人成人男性の体重過多または肥満の割合は、対象人口の３割未満です。それほど多くはありません。

たしかに、日本も食の欧米化が進んで、体重過多や肥満の割合は高まっています。日本では、１９７５年には、ＢＭＩ25以上の男性は１割ちょっとしかいませんでした。それが２０１４年には、３割近くまで増えているのです。

とはいえ、日本人のカロリー摂取は現在、減少傾向にあります。

１９７５年には、日本人男性の１日の摂取カロリーは２７００キロカロリー程度でした。これがバブルの残滓《ざんし》が見られる１９９０年には、２９００キロカロリー以上に増加しました。

興味深いのは韓国でして、１９９０年での１日の摂取カロリー量は日本とほぼ同じで、体重過多や肥満の割合も20％近くと、やはり日本とほぼ同じでした。

ところが、２０１４年になり、日本人成人男性の１日のカロリー摂取量は、２７２０キロカロリーと、１９７５年当時に戻っています。日本人の近年の健康志向や、体重管理に対する意識の向上、日本食文化の見直しなどが原因になっているのでは、と推測します。

資料5　1975年の成人男性の体重過多の頻度と1日の摂取カロリーの関係

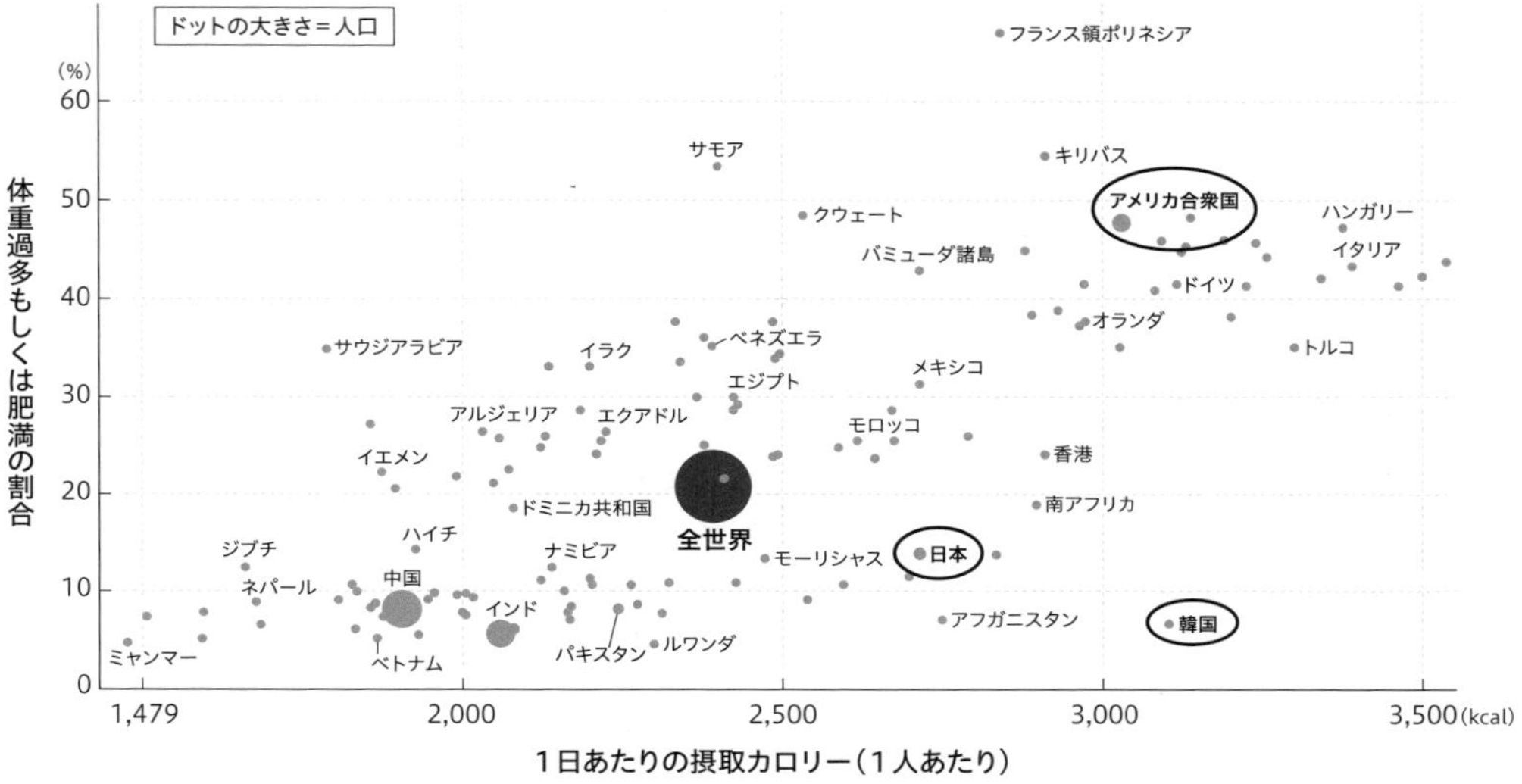

出所：NCDRisC and FAOstat

資料6　1990年の成人男性の体重過多の頻度と1日の摂取カロリーの関係

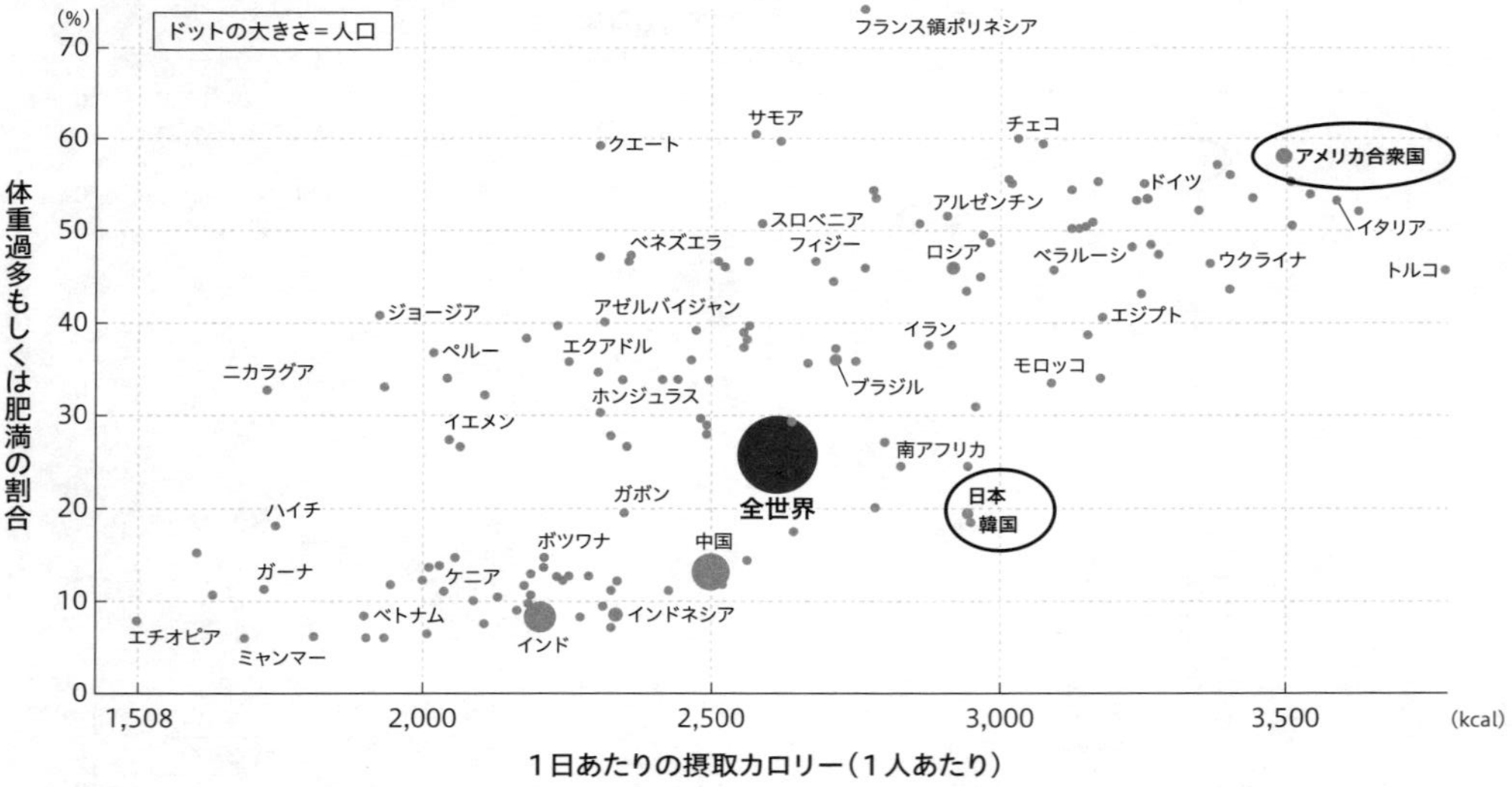

出所：NCDRisC and FAOstat

資料７　2014年の成人男性の体重過多の頻度と1日の摂取カロリーの関係

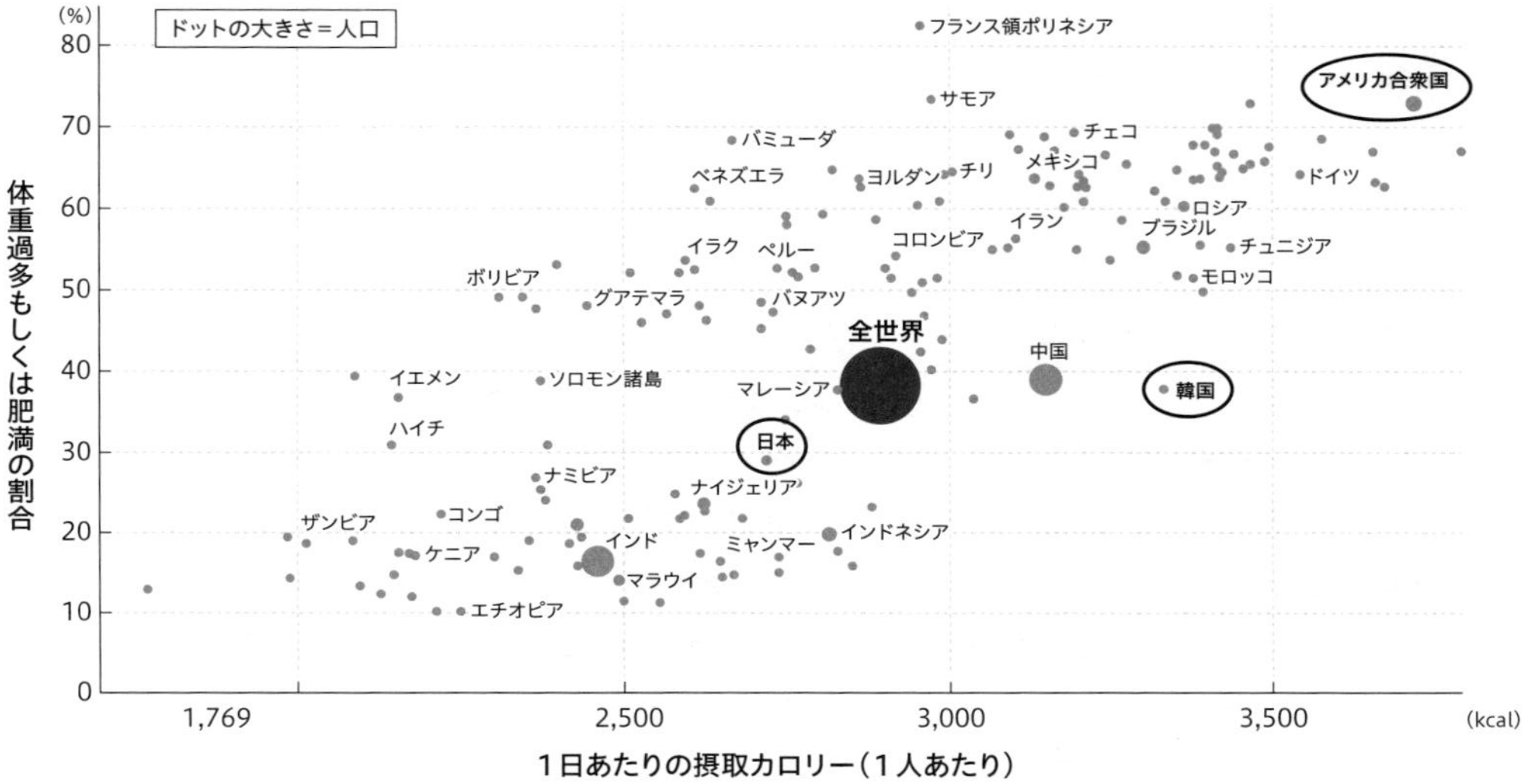

出所：NCDRisC and FAOstat

一方で、韓国です。１９９０年時点で日本とほぼ同じカロリー摂取、体重過多や肥満の割合だったのが、２０１４年には摂取カロリーは３３３３キロカロリーと激増、体重過多や肥満の割合も40%近くにまでのぼっています。１９７５年時点では、韓国の成人男性の体重過多や肥満は、日本のそれよりもずっと少なかった（約７%）のに、です。

このように、同じ東アジア人でも、摂取カロリーによって体重過多や肥満の割合は変化します。それは日本国内での歴史的推移を見れば明らかですし、韓国との比較を見てもやはり明らかです。だから、日本人に肥満が少ないことや、諸々の健康指標の値がよいことを「遺伝子」に帰することは必ずしも正しくありません。

で、アメリカ合衆国ですが、こちらはぶっちぎり。男性の１日の摂取カロリーは２０１４年には３７００キロカロリー以上で、体重過多や肥満の割合は70%を超えています。圧倒的です。ちなみに、アメリカでは１９７５年以来、摂取カロリーも体重過多や肥満も増えているのです。

さて、こういう「文脈」のなかで、欧米から「エビデンス」が発信されているのです。日本とはずいぶん異なるバックグラウンドですから、そのまま直接アプライする（適用する）のはむしろ難しいくらいでしょう。

日本人の長寿に寄与しているのは、食べすぎが少ないこと

一般にエビデンスは、「誰にアプライできるか」がとても大事なのです。我々の業界ではこれを「ＥＢＭのステップ４」なんて呼んだりします。ＥＢＭとはエビデンス・ベイスド・メディシン（根拠に基づく医療）のことです。エビデンス（evidence）とは、「根拠」を意味する英語なのですね。

男性高齢者の「エビデンス」は、若い女性にはふつうは使えません。アプリカビリティ（適用可能性、妥当性）が乏しいからです。同様に、このような文脈を考えると、欧米での食の「エビデンス」が日本でそのまま使えるかは、かなり怪しい、と考えるべきでしょう。

では、なぜ日本の食事の「エビデンス」が示されないのか。

それは、日本の食事が健康によいとか、よくないとかいう以前に、日本ではこのような臨床研究が十分に行なわれていないからだとぼくは思います。

日本は長らく、ドイツ式の医学を継承しており、実験室での基礎医学の研究が進んでいました。反面、リアルワールドでの臨床研究の発展は遅れてきましたし、軽視もされてきまし

た。今でも臨床研究は「本当の研究じゃない」と公言する医学者は少なくありません。

そのため、日本の食事の健康への寄与を吟味する質の高い臨床研究は、ほとんど行なわれていないのが実態なのです。日本人が長寿である秘密を臨床研究で解き明かすことは、とても大事だとぼくは思いますが、医学のトップジャーナルに掲載されるような質の高い研究は、日本ではあまり行なわれてきませんでした。だから「エビデンスがない」のです。

もっとも、近年は日本でも、臨床研究の重要性が認識されるようになってきているので、今後はたくさんの発信が期待されますが。

まあ、ソリッドな（確かな、しっかりとした）エビデンスは乏しいかもしれませんが、日本人の食事は摂取カロリーが少なく、摂取カロリーと肥満が相関しているのは、ほぼほぼ正しいです。だから、日本人の摂取カロリーが低いことが、肥満の減少に寄与していることは、ほぼ間違いないことでしょう（それだけが理由とは限りませんが）。

また、肥満が少ないことが、日本人の長寿に寄与しているであろうことも、容易に推察できます。

やはり、**「何を食べるか」も大事ですが、「どのくらい食べるか」も大事**なのです。

ＤＡＳＨ——高血圧を止めるための食事法アプローチ

では、日本人の食事の「何を食べるか」についてはどうでしょう。

地中海食と同様に、臨床医学の世界で推奨されている食事法に、「ＤＡＳＨ」と呼ばれるものがあります。これは「高血圧を止めるための食事法アプローチ、Dietary Approaches to Stop Hypertension」の頭文字をとったものです。

高血圧、といっていますが、実際には、健康のための食事、と換言しても構わないと思います。ＤＡＳＨによるコレステロールの低下効果なども実証されていますから。

ＤＡＳＨの特徴は、

・カリウム、カルシウム、マグネシウム、食物繊維、タンパク質をたくさん
・飽和脂肪酸、トランス脂肪酸を少なく
・塩分、砂糖、砂糖の入った飲料、赤い肉を少なめに
・全粒粉、魚、鶏肉（白い肉）、ナッツ

とあります（＊20）。こうしてみると、じつは地中海食とかなりかぶっていますね。

「白い肉」については後述します。

トランス脂肪酸とは、二重結合のところがトランス型（折れ曲がったシス型ではなく、真っ直ぐになっている）の不飽和脂肪酸のことです。マーガリンのような加工食品、羊の肉などにも入っています。転じて、パンやケーキ、ドーナツ、生クリームにもトランス脂肪酸が入っています。

トランス脂肪酸は、ＬＤＬと呼ばれる悪玉コレステロールを高める作用が指摘されており、過剰に摂取しないことがすすめられています。ＷＨＯ（世界保健機関）とＦＡＯ（国際連合食糧農業機関）は、トランス脂肪酸を摂取カロリーの１％未満に制限することを提唱しています。欧米ではトランス脂肪酸の表示義務など、様々な規制が行なわれています。

ところが、日本ではこのような規制が行なわれていません。これは、日本人が１日に摂取するトランス脂肪酸が、全カロリーの０・３〜０・４７％程度と極めて低く、ＷＨＯらの基準を満たしているからです（＊21）。

ぼくはマーガリンも使いますし、ドーナツやケーキもたまに食べますけど、食べる頻度は

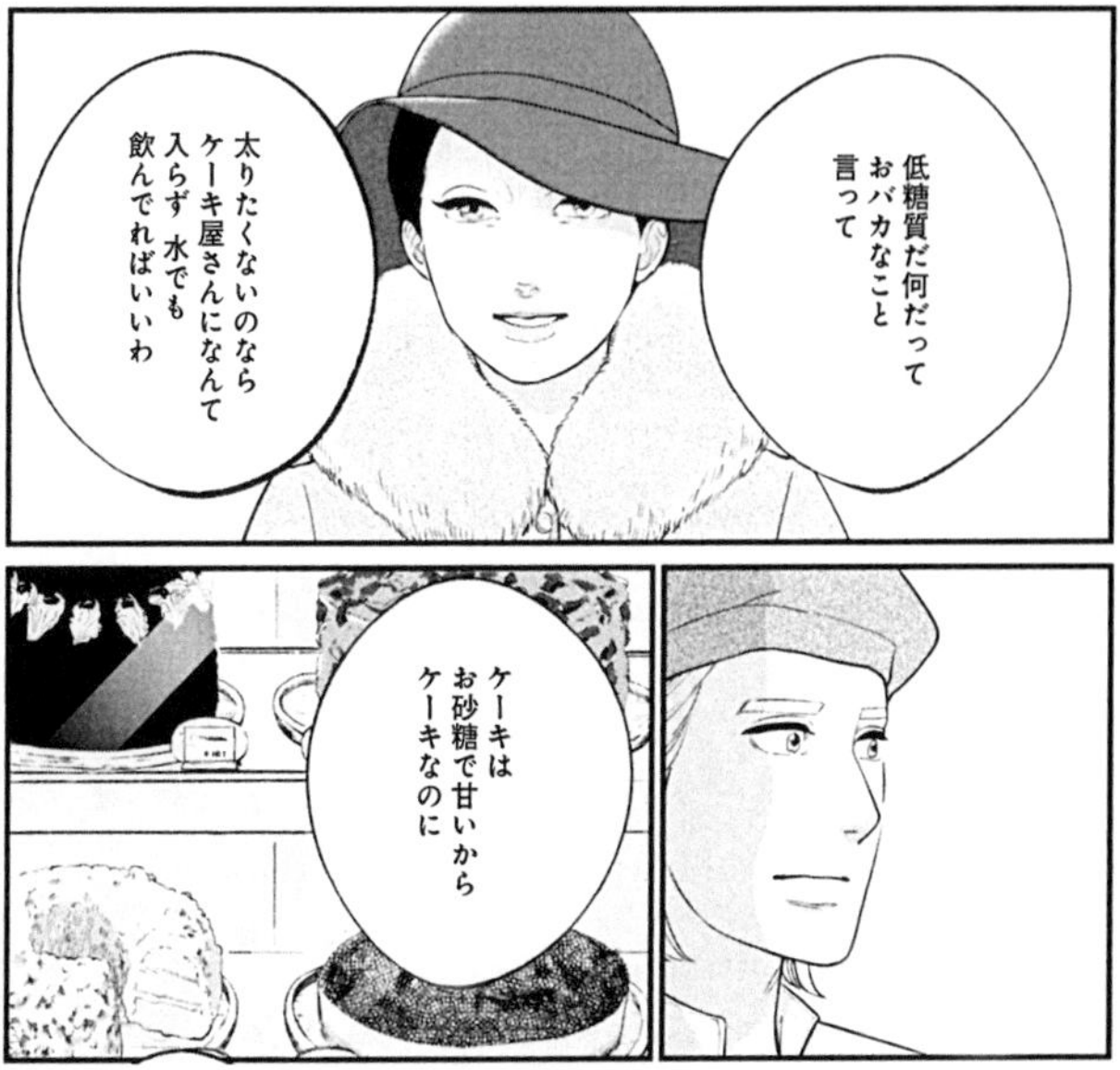

東村アキコ『美食探偵　明智五郎』第９巻より（集英社、2022 年）

そう多くはありません。健康診断では夫婦ともども、悪玉コレステロール（ＬＤＬ）は低いままです。

ティータイムは人生の彩りの時間。東村アキコの漫画『美食探偵　明智五郎』でもそのように述べられています。健康を意識したケーキ、という概念が、ケーキそのものの価値に矛盾していることがほのめかされている。美味しいケーキは健康のために存在するわけではないのですが、我々の心を満たすのにはとても大事な存在なのですね。

本書では何度も同じことを繰り

返していますが、食べ物の健康への影響は、量と時間が大事です。大量に長期間摂取すれば、その影響は大きい（多くは悪影響）ですが、無視できるような微々たる摂取は、健康への影響はないか、無視できるほどわずかです。

そのようなわずかな影響のために、過度に神経質になってしまえば、むしろメンタルな面での健康への悪影響を及ぼしかねません。

日本の食事の、ＤＡＳＨや地中海食との親和性

いずれにしても、ＤＡＳＨとか地中海食を、そのまんま日本に持ってくると、少し「違和感がある」という感じになると思います。

が、よく見てみると、その「本質」は、日本にも持ってこられそうです。というか、ぼくらが普段食べている食事で、十分に地中海食やＤＡＳＨの「本質」には迫れているのではないでしょうか。

「World Population Review」（＊22）を見ると、ＢＭＩ30以上の肥満（obesity）の割合は、日本はわずか４・３％です。日本よりも肥満が少ないのは、インド、ネパール、カンボジア、

ベトナムなど、わずかな国しかありません。

ちなみに、韓国も４・７％と「肥満」は少ないです。韓国ではＢＭＩ25以上の体重過多は増えていても、30以上の肥満はそうでもないのですね。アメリカ合衆国の「肥満」の割合は36・２％ですから、全然違います。

このレポートでは、日本で肥満が少ないのは驚きではなく、それは日本の食事が魚介類や、新鮮な食材を使っており、食事の量が少なく、砂糖を加えた料理が少なく、乳脂肪分をたくさん摂っていないから、と説明されています。これが「とても健康なアプローチ（very healthy approach)」だというのです。世界的には、日本の食事はむしろ高く評価されているのです。

それはともかく、ＤＡＳＨが日本の食事にアプライできるか、ちょっと考えてみましょう。

まずは、カリウムですが、これは野菜、果物、海藻類に多く含まれます。いずれも日本で容易に手に入ります。食物繊維も同様に摂取できます。

マグネシウムは、魚介類、海藻類に豊富です。これも日本ではいとも簡単に手に入ります。

カルシウム。これは従来の「和食」では不足することが多いミネラルだといわれてきました。多く含まれるのは、牛乳、ヨーグルト、チーズなどの乳製品です。「和食」でいえば小魚などです。

でも、「日本の食事」＝「和食」ではありません。どこのスーパーに行っても、牛乳、ヨーグルト、チーズは容易に手に入ります。そういえば、コロナ以降、牛乳が余り気味で消費が励行されています。日本の食事（必ずしも和食にあらず）でも、カルシウムの摂取は難しくありません。

うちでは毎週のように牛乳をパックで買いますが、牛乳には賞味期限があります。使い切れない牛乳は、キャベツ（レタスでも白菜でも、余ってる野菜ならたいていＯＫ）をバターで炒めて、牛乳を入れて、塩コショウして、「簡単牛乳スープ」にして朝食に出したりします。これだと、小さな子どもでも喜んで食べてくれます。

余談になりますが、牛乳は以前から、健康によいのか、悪いのかという、侃々諤々《かんかんがくがく》の議論が行なわれてきました。カルシウムとタンパク質の多い牛乳は、健康にプラスな側面を持ちますが、反面、カロリーの高さ、脂肪分の多さはマイナス面です。で、たくさんの臨床研究も行なわれてきました。

が、たいていの侃々諤々の議論がもたらすものがそうであるように、牛乳は「善でも悪でもない」というのが結論です。ほどほどの消費は健康によく、過度の摂取は健康によくないと考えるべきでしょう。あたりまえといえばあたりまえですが、世の中の真理の多くは、案外、「あたりまえ」のなかにあったりするのです（＊23）。

イタリアでも消滅寸前の地中海食――でも、ぼくらの食事に適用できる

ＤＡＳＨの続きを見てみます。「赤い肉」「白い肉」問題は、あまり気にする必要はありません。理由はあとで説明します。

全粒粉は、日本では比較的入手が難しい、あるいは高額になりがち、ですが、先に説明したように、米でも、摂りすぎなければ、大きな問題はないとぼくは思います。

ナッツも、日本で摂るのは若干困難はありますが、これはフラボノイドが豊富な大豆製品で代替します。味噌、豆腐、お揚げ、醤油……大豆製品なら、日本にはうんとあります。

不飽和脂肪酸。我が家ではオリーブオイルを使うことが多いですし、いまやオリーブオイルは、どんな田舎でも手に入ります。他にもキャノーラ油、大豆油などでもＯＫでしょう。また青魚は不飽和脂肪酸を豊富に含みますので、魚介類を定期的に献立に入れれば、ＯＫです。

まあ、問題は塩分ですね。日本の食事の最大の弱点は、塩分が多めになることです。ここ

は、わりと意識して、塩分消費を少なくする必要があります。ぼくは、和食なら、だしをたっぷり利かせて、塩分を少なめにするよう意識しています。

というわけで、「地中海食」やＤＡＳＨそのままでは、ややハードルが高かったのですが、分解して整理すれば、日本社会でもまったく違和感なく食事に導入できます。

じつは、地中海食のハードルの高さは、日本だけの問題ではありません。食と健康に詳しいジェシカ・ファンゾによると、イタリア人でも地中海食を実践している人は少数派だそうで、ほとんど実践されていない「消滅寸前のダイエット」なのだそうです（ジェシカ・ファンゾ著、國井修・手島祐子訳『食卓から地球を変える　あなたと未来をつなぐフードシステム』日本評論社）。世界で最高の食事と考えられている地中海食にも、思わぬ弱点があったのですね。

というわけで、リスクを減らすために「エビデンス」は大事なのですが、それは我々日本人が地中海食にシフトしよー、ということではないとぼくは思います。エビデンスの示すものを把握し、その「本質」を理解し、その本質を見極めながら、地中海食やＤＡＳＨを換骨奪胎して、ぼくらの食事方法にアプライしていけばよいのです。

では、具体的にはどうすればよいのか。ぼくは漫画にそのヒントが隠されていると思っています。それが、次章で紹介する「シロさん飯」です。

第3章　シロさん飯に学ぶ――「ふつうのご飯」がなぜ健康によいのか

シロさん飯と健康を結びつける、あるコンセプト

さて、ここからガラッと話を変えて、「シロさん飯」のすすめをします。

シロといっても、前述の白い炭水化物などとは、何の関係もありません、念のため。

シロさんとは、『きのう何食べた？』の登場人物です。

『きのう何食べた？』は、よしながふみ原作の漫画です（講談社）。２０１９年にはテレビドラマ化され、その後、映画にもなりました。

主人公の筧《かけい》史朗《しろう》（通称シロさん）と矢吹《やぶき》賢二《けんじ》（通称ケンジ）は、中年のゲイのカップル

で、同居しています。

ドラマでは、シロさんを西島秀俊、ケンジを内野聖陽が演じました。ゲイの演技、上手かったな～、特に内野聖陽。大河ドラマで山本勘助や徳川家康を演じた人物とはとても思えんかった～（笑）。

シロさんは弁護士です。が、決して夜を徹して案件に取り組む仕事人間ではなく、むしろ定時で帰宅して夕食を作るという役回りです。一方、ケンジは美容師で、出勤時間も帰宅時間もシロさんよりも遅い。こちらは、炊事はたまにしかしません。

漫画もドラマも、基本的に一話完結式です。主人公の二人が、日常でのいろいろな出来事に巻き込まれて、喜んだり、やさぐれたりする中、シロさんが本日の夕食（ときに朝食、ときにブランチ）を作り、それを二人で一緒に食べるという内容です。

え？　なんだかよく分からない？　そういう方は、ぜひ原作漫画を読むか、ドラマを観てください、傑作ですから。

ドラマのほうは、動画の配信やＤＶＤで観ることができるようです（https://www.tv-tokyo.co.jp/kinounanitabeta/ など）。

この筧史朗＝シロさんが作る食事、俗にＳＮＳで「シロさん飯」と呼ばれる食事が、ファンの間では話題になりました。

ためしに一時期、ツイッターやインスタグラムあたりで「#シロさん飯」で検索すると、出るわ出るわ、「私も真似したシロさん飯」の写真のオンパレードでした。深夜の空腹時に見ると、やや危険だったかもしれませんが。書店でも「シロさん飯」の作り方をまとめたレシピ本が売られていました。


で、本書が論じるのは、こうしたひとつひとつの「シロさん飯」メニューの吟味そのもの、ではありません。

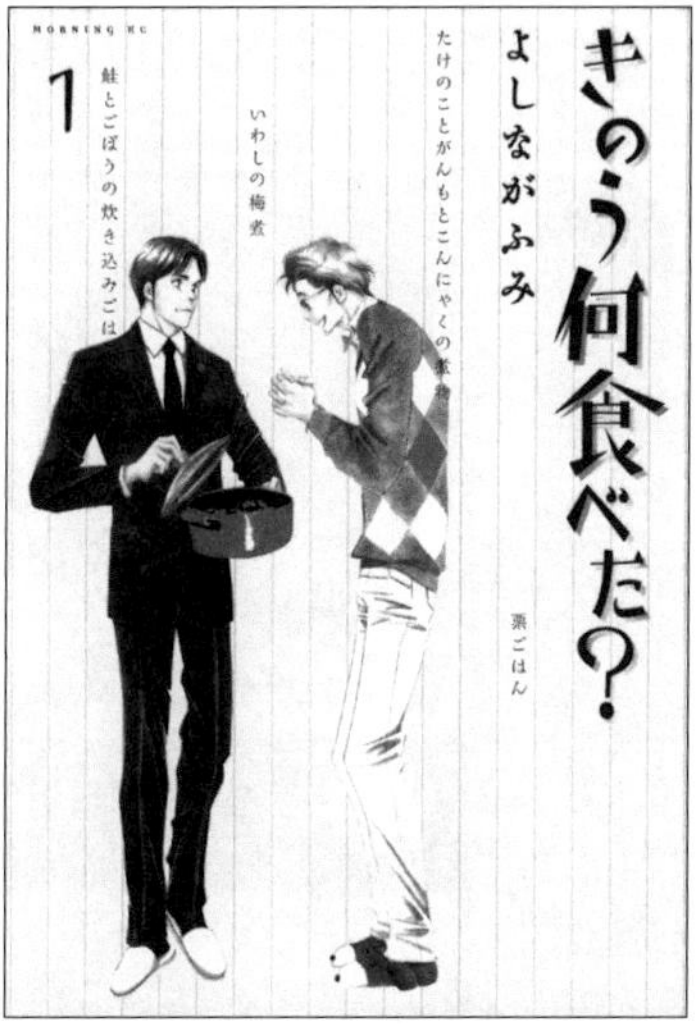

よしながふみ『きのう何食べた？』第１巻（講談社、2007年）左がシロさん、右がケンジ

シロさん飯のちらし寿司とか炊き込みご飯とかクレープとか、それぞれ美味しそうですし、ぼくもときどき真似してます。

けれども、ひとつひとつの献立「そのもの」が健康に寄与するわけではありません。いや、クレープなんかは単体だとむしろ体に悪そう（笑）。

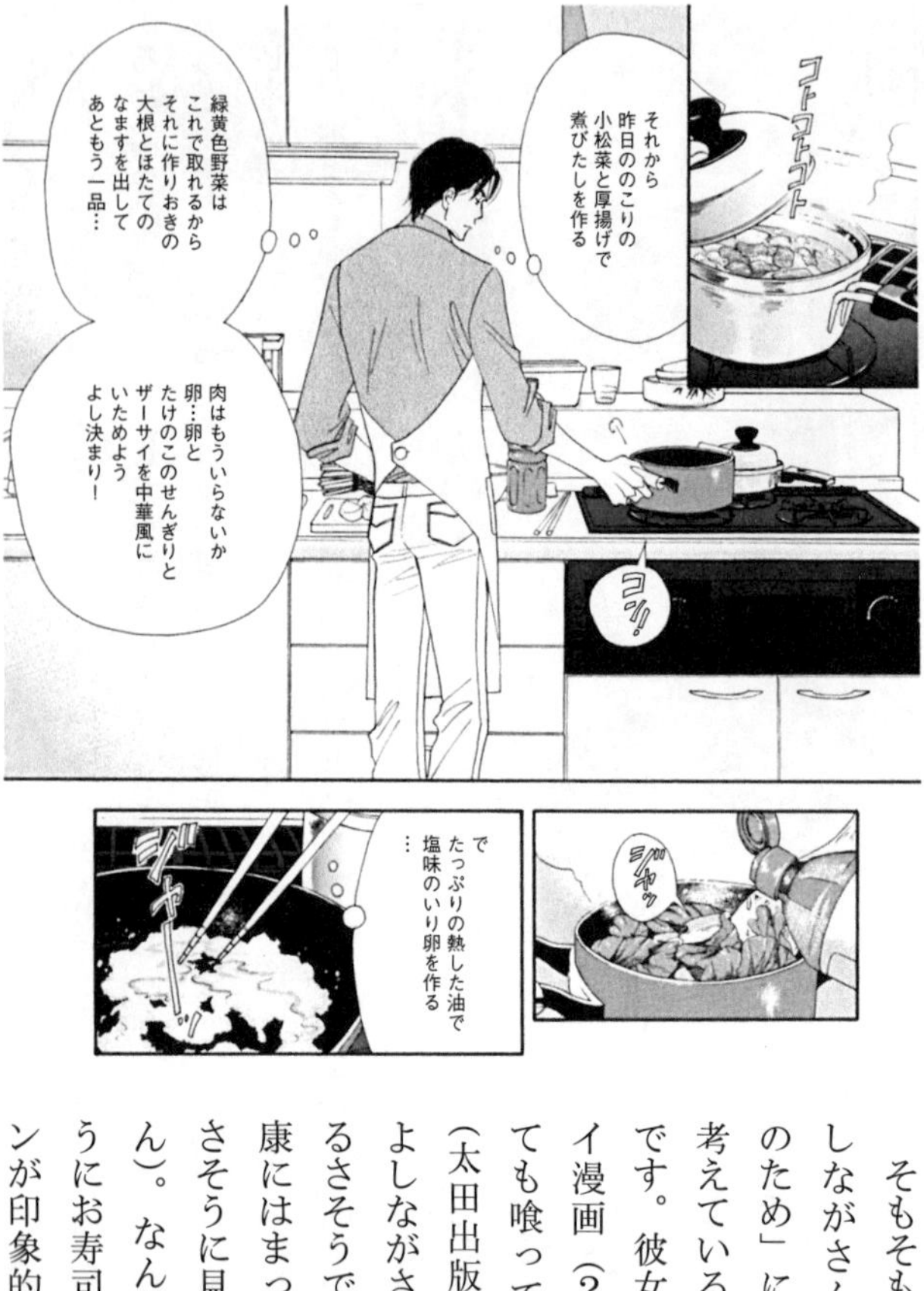

　そもそも、原作者のよしながさん自身、「健康のため」にシロさん飯を考えているとは思えないです。彼女の食事エッセイ漫画（?）『愛がなくても喰ってゆけます。』（太田出版）を読むと、よしながさんは味にはうるさそうですが、食と健康にはまったく関心がなさそうに見えます（たぶん）。なんとも美味しそうにお寿司を食べるシーンが印象的です。なお、

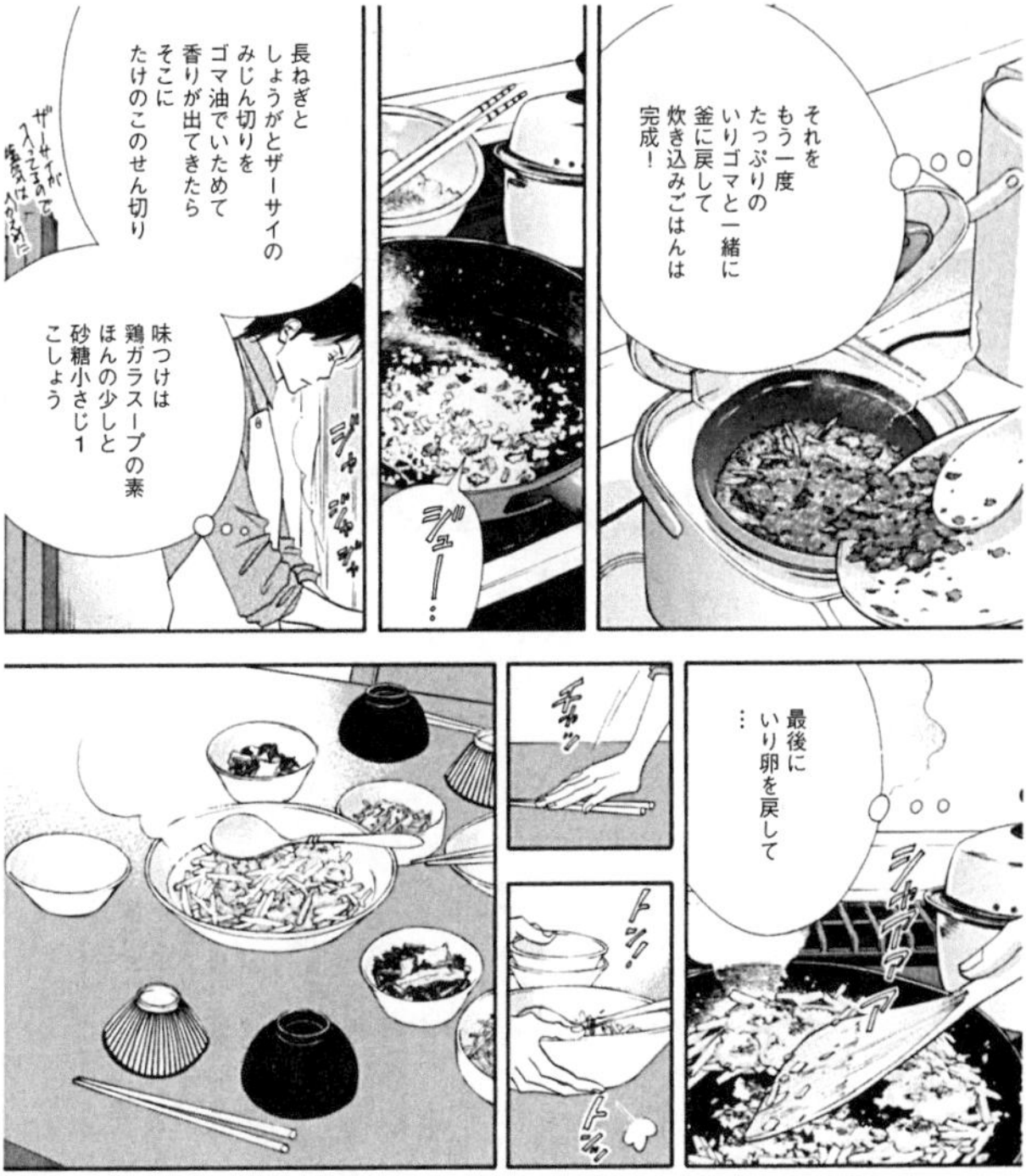

よしながふみ『きのう何食べた？』第1巻より（講談社、2007年）

同書は、東京の美味しい店をよしながさんがレポートするというものですが、神戸に住んでるぼくが、なんでこんな本買ってるんでしょうね（面白いからいいんですが）。

　で、繰り返しますが、ひとつひとつの献立、部分部分は、たいした問題ではないのです。大事なのは、全体です。全体のコンセプト。これがシロさん飯と健康を結びつけます。

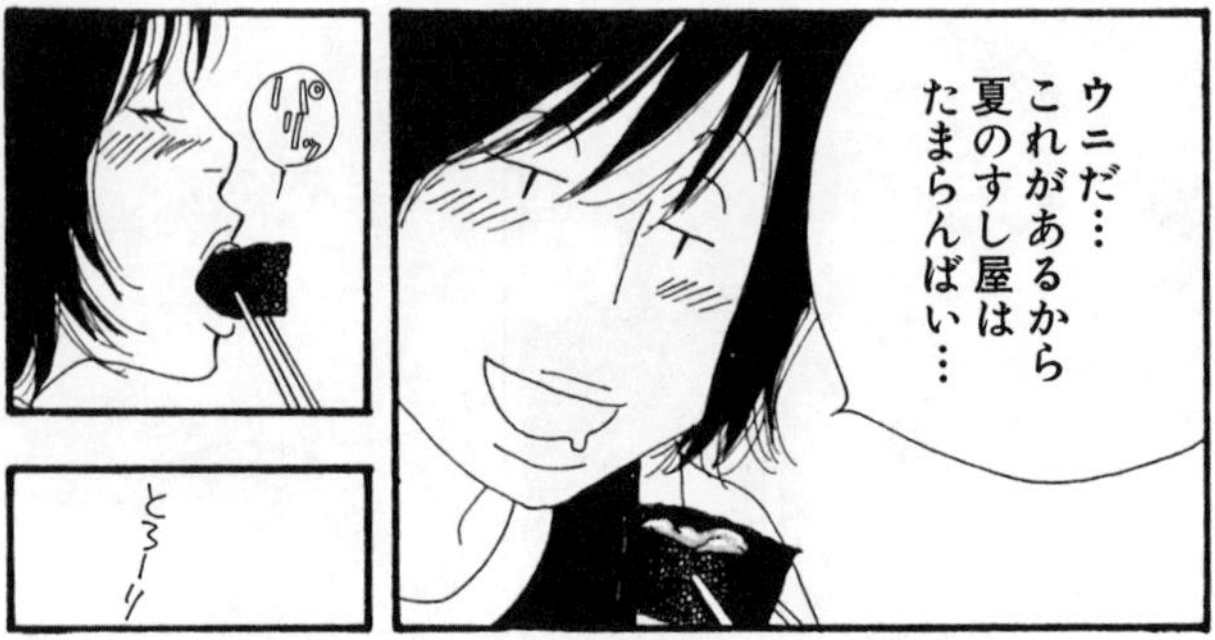

よしながふみ『愛がなくても喰ってゆけます。』より（太田出版、2005年）

なんのこっちゃ。

現段階では、わけ分からないと思います。大丈夫。これから少しずつ説明していきます。

けれど、ここまで読んでいて、ちょっと疲れたぜ、の方は、スマホでシロさん飯のメニューを見るか、自分で作ってみるか、あるいは漫画の『きのう何食べた?』を読んでみる、とか、してみてください。そのあとで、次項からお読みいただくと、具体的なイメージが湧きやすいかもしれません。

『きのう何食べた?』型の食事、シロさん飯とは

漫画『きのう何食べた?』で筧史朗が作る食事（シロさん飯）には、次のような特徴があります。

・ふつうのスーパーで安い食材を購入。高級食材、無農薬・オーガニックなど「こだわりの」食材にはこだわらない。
・自宅で自炊。
・食材が悪くならないよう冷蔵庫の「在庫」を丁寧に管理。
・1回の食事に、複数のおかずを調理。あるいは作り置きした料理を使い回す。
・献立のバリエーションが豊か（ま、漫画なので同じ献立を繰り返せないのでしょうが……）。

他にも、体型にこだわる中年ゲイの筧史朗らしく、カロリーの高いものは避けがちとか、油ものは少なめに、とかありますけど（乙女心？）、「そこ」は健康食での決定的なポイントではありません。

要するに、**スーパーで安い食材買って自炊**。ここがポイントってことです。

えー？　それ、なんか普通じゃない？

そういう不満の声もあるかもしれません。
が、ちょっと待ってください。たしかに、これだけ見ると「ふつう」です。
でも、「健康な食事」という観点から考えてみればどうでしょう。
ためしに、本屋さんやネットで「健康な食事」とはどんなものか探してみてください。

・〇〇を食べて健康になる
・健康になる××
・がんにならない食事

などなど。「ふつうじゃない」特別感が満載ですね。特別で、とんがったオススメのなんと多いことか。とんがってなければ健康になれない、といわんばかりです。

そういえば、最近多いのは「死にたくなければ、〇〇しろ（あるいは、するな）」的なタイトルですね。本のタイトルにも流行《はや》り廃《すた》りがあるのです。ちょっと前までは「なんとかな力」が流行ってたのに（こんなこと書くと光文社の編集さんに怒られそうですが）。

たくさんの「オススメ」は、我々にとんがれ、とんがれ、と要求してきます。

では、巷の書籍情報、ネット情報、あるいはテレビの特集で語られる「健康食」は、なぜ「とんがっている」のか。

それは、目立つから。

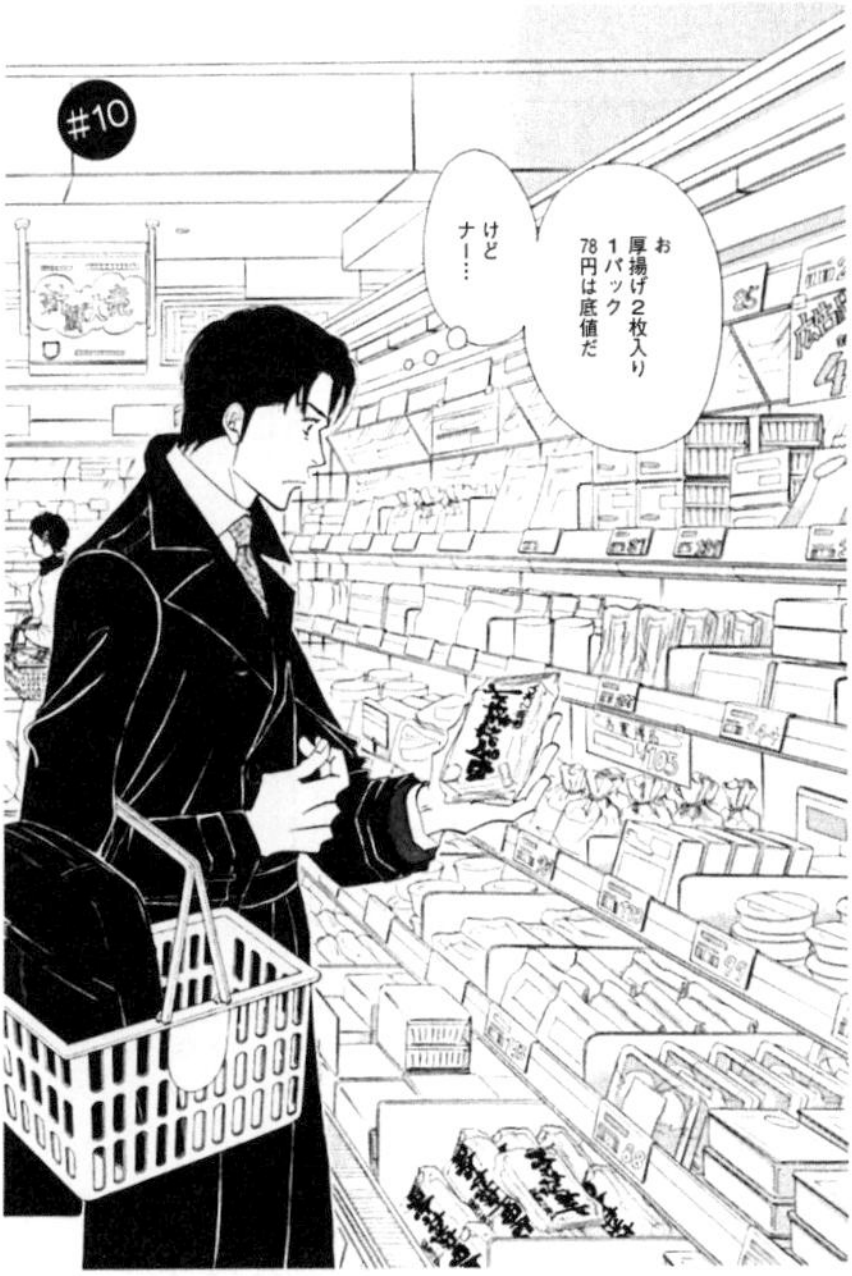

よしながふみ『きのう何食べた？』第２巻より
（講談社、2008年）

科学的な根拠とかエビデンスよりも、「目立ったもの勝ち」なのが、現代日本の健康情報で、ネットでもテレビでも新聞雑誌でも、基本構造は目立つこと「だけ」です。

そうして、売り抜いて逃げる。

そして、その「とんがった」商品が目立たなくなる、あるいは忘れられると、今度は新しい花火を打ち上げて、「とんがり2」を作る。さらに「とんがり3」を作る。

どっかん、どっかんの、打ち上げ花火の連発です。みんな、よく飽きないよなー。

いわゆる「健康食品」も、基本路線は同じです。とんがっていて、目立つ。目立ってさえいればよい。

クロレラだの、なんとかハニーだの、ビタミンだの、ミネラルだの。特殊なサプリメント、健康食品の数々。有名なタレントや引退したスポーツ選手が早朝のテレビで宣伝するような、あれこれの商品。

「多くの人は健康になる方法を知らない。あなただけに私が特別な秘密を教えましょう。この健康になるカプセル。これを飲めばあなたも明日から元気になれる！」ってやつです。

そう考えると、シロさん飯、あまりにふつう。シロさん飯、あまりに地味。シロさん飯、あまりに特徴がない……そんな意見が聞こえてきても不思議はありません。

しかし、あまりにふつうで、地味で、特徴がないように見える「きのう何食べた？」食。これこそが、健康になるための遠いようで一番の近道なのです。

その理路も本書ではゆっくりお伝えしていきます。

健康と食のデータの見方――個人の経験と一般法則

ある食事が健康によいかどうか。まず、このことについて考えます。
それ（健康によいかどうか）を知ろうと思ったら「データ」を見なければいけません。「健康によいか」は医学的な命題です。医学は科学です。科学はデータをきちんと出して、きちんと解釈する営為です。データのない科学はおよそ存在しません。

個人の経験も、やはり貴重なデータです。私が食べたあれがよかった。これを食べたときはよくなかった。こうした、個人の体験談。

特に「これを食べると体調を崩す」といった、個別性の高い情報は信頼性が高いし、役に立ちます。ちなみにぼくはオクラを食べるとお腹を壊すのと、火の通ってないエビを食べると蕁麻疹《じんましん》が出ます。よって、これらの食材は全部、奥さんのお腹に入っていきます（笑）。

ただし、個人の経験にはいくつか問題点があります。なぜならば、

個人の経験は一般化できる根拠が乏しい

からです。

「一般化」とは、ある一人に通用した話が、他のみんなにも通用するかってことです。

もちろん、ある個人体験は、他者にも通用するかもしれない。Aという人が食べてよかったBという食べ物は、Cという人にもやはりよいのかもしれない。

しかし、Bという食べ物がCという人物によいかどうかは、人物Aの経験「だけ」からは分からない。絶対に分からない。

ぼくがオクラを食べるとお腹を壊すからといって、それを根拠に「オクラを食べるとお腹を壊すから食べちゃダメ」という「一般化」はできないのです。

ある俳優が飲んでいるサプリメント。とっても調子がいい、元気になれる、と早朝のテレビで宣伝しています。では、このサプリメントを飲んで、元気になれるか？

そもそも、あの宣伝文句が嘘かもしれない。もっというならばその俳優、本当はそのサプリ飲んでないんじゃないの？　という（かなり説得力のある）ツッコミは百歩譲っておきましょう。

しかし、仮に「その」俳優さんが、そのサプリを飲んで元気になったとしても、「あなた」

も同様に元気になれるかどうかは誰にも分からないのです。だって「あなた」とその俳優さんは別人だから。ある人物に効果的なサプリが、別の人にも効果的である根拠は乏しいから。

これが、「個人の経験は、一般化が困難だ」という意味です。

あれですよ、分かりやすいのは化粧品ですね。

化粧品のCMに出てくるのは、まず例外なく美人の女優さんです。あれで、「この化粧品でこれくらい美人になれますよ」というアピールをするわけです。

でも、「その」化粧品で美人になれる、という一般法則は、「その」女優さんから得られるわけはないのです。なんてったって、相手は女優ですから。そのへんにいる女性たち（失礼）とは全然、もともとの出来（失礼！）が違うのです。だからこそ美人女優として仕事ができるわけで。

ま、ここでも、「その宣伝している化粧品、そもそもその女優は使ってないだろう」といういかにもありそうなツッコミはなしということにして……の話ですけどね。

化粧品が美人を作るのではない。その美人がたまたまCMでその化粧品を使っただけなのだ。よって、一般的な女性であるあなたがその化粧品でそのレベルまで美人になれるという保証はまったくないし、たぶん、そうはならない。ぶっちゃけトークでごめんなさい！

成功した個人の属性を真似したからといって、同じように成功するとは限らない。健康や美容に限らず、すべてのことにおいていえることです。Aをやったから成功したのではない。成功者がたまたまAをやっていただけなんだ、っていう話です。

こういう間違った判断をもたらすものを「バイアス」といいます。

我々が健康によいものを探す場合には、バイアスを排除した形で探さなければならないのです。もっと極言するならば、我々の情報判断のほとんどは、「バイアスとの闘い」である、といってもよいでしょう。

短期的に結果が出るものと、長期間でなければ分からないもの

では、個人の経験はまったく役に立たないか。

そんなことはありません。個人の経験だって、有用なことはもちろんあります。食べてみたらお腹の調子がよくなったとか、塗ってみたらお肌がツルツルになったとか。

ただ、その個人の経験が、他者に対しても有用なのか、役に立たないのかは、実際に試し

てみないと分からないってことです。保証の限りではないってことです。

じゃ、試してみればいいじゃん。

そのとおり。個人の経験話が役に立つかどうかは、実際に自分で試してみればいいのです。すでに、「白いパン」が肥満をもたらすかは、自分でモニターしてみればよい、と申し上げました。体重がキープできている限り、その「個人の経験」は（少なくとも体重管理という観点からは）達成できているのです。

特に、「短期的に結果が分かりやすい」場合は、ぜひ試してみるべきです。この方法がもっとも有効なのは「体重」です。

体重が減るかどうかは、やってみればすぐに分かります。そして、仮にその方法で失敗したとしても、「うまくいかなかったな」とギブアップすればすむだけの話です。

トライ・アンド・エラーは基本的にはよいことです。特に「痩せるか、痩せないか」という比較的分かりやすいものについては、試してみる価値は高いです。

しかし、ここでちょっと考えたい。

「健康になる」とは、どういうことなのでしょうか。

「痩せる」も一つの健康指標ではあります。が、痩せればいいというものでもありません。

たしかに、とても太っていて、肥満が健康リスクになっている方にとって、体重減少は健康面における利益といえましょう。

しかし、体重過多がない場合の「単に美容のための」体重減少は、必ずしも健康に寄与するとは限りません。不自然な体重減少は、筋肉が衰えるサルコペニアや、骨が弱くなる骨粗鬆症など、他の病気を誘引しかねません。

いや、場合によっては、不健康になった結果として痩せ衰えてしまう、ということすらあるのです。たとえば、がん患者の多くは体重が減りますから。

ですから、「痩せれば」健康になれるとは限りません。他の健康指標もチェックしてあげなければなりません。

たとえば、寿命。

寿命が延びる、はかなり有用な健康指標ですね。もちろん、寿命が延びた「だけ」では健康な人とはいえない可能性もありますけど。毎日、しんどくて辛いだけの人生がずっと続くとか。

とはいえ、長寿は短命よりも健康だ、という見解は、かなり説得力があるのではないでしようか。

ところが、です。「個人の経験」をトライしてみて、それが「長寿」に結びつくかどうかを「試してみる」というわけにはいきません。結果が分かるには、場合によっては何十年もかかってしまいますから。そのときに「やっぱりダメでした」では残念すぎますから。

というわけで、個人の経験話が「私」に有用かどうか（一般化できるか）、試してみるべきは、短期的に結果が出ることだけなんです。たとえば「痩せるかどうか」みたいなものに。「長寿」のような長期間やってみないと結果が出ないものについては、安易に「試してみる」べきではありません。

プラセボ効果とその注意点――①副作用

「個人の経験」を試してみるときに、注意すべき点があります。

それは、プラセボ効果です。

プラセボ効果、というのは、その健康法「そのもの」には効果がないんだけど、**「効果がある」という個人の信念が、ある程度の効果を及ぼしてくれる**ってことです。

プラセボ効果はわりと強烈です。ぼく自身、それを体験したことがあります。

ぼくは、年2回程度、フルマラソンを走ってきました。最近はコロナで大会キャンセルが続きましたし、運動の中心をサッカーにシフトしているので、長くてもハーフマラソンくらいでやめていますが（ケガしたくないから）。

いずれにしても、ぼくは、しんどいことがわりと好きなドMなランナーなのですが、ランニング初心者だったころは、足が痛くなるので、痛み止めの錠剤を携行していました。

その初心者だったころ。神戸市の自宅から、20キロメートル程度先の明石海峡大橋まで走ったときのことです。両膝が急に痛みだしました。

これはいかん、と思って、携行していた痛み止めの錠剤を口の中に入れ……た、その瞬間です。

なんと、膝の痛みが完全に消えてなくなったのです。

錠剤は消化管で吸収され、痛みのある膝に到達して薬理作用を発揮します。舌の上に乗ったか乗らないかの時点では、この錠剤の痛み止め効果は絶対にありません。

それでも、完全に痛みが消えた。

痛み止めの錠剤を飲めば、痛みがなくなるんだ、というぼくの思い込みが、そうさせたのです。

これがプラセボ効果です。いや、ぼくってけっこう、思い込みが激しい人なんですねー。気をつけねば。

同様に、ある人から「これを飲めば健康になれるよ」なんてすすめられて、飲んで体調がよくなるなんてことはあるかもしれない。実際にはそのサプリにはまったく効果はなくて、プラセボ効果だけだったのかもしれません。

もちろん、たとえプラセボ効果だったとしても、それで元気になれるんだったらいいじゃん、という考え方もあります。たとえば、痛みに苦しんでいる人が、プラセボを飲んで痛みがなくなるんだったら、いいじゃないの。プラセボ上等！

それはたしかに事実です。薬理作用があろうがなかろうが、要するに効果があればそれでいいって考え方です。

ただし、ここで、２つの点に注意する必要があります。

１つは、そのサプリの副作用です。どんな物質も「過ぎたるは及ばざるが如し」でして、摂りすぎは副作用を生みます。

たとえば、件の痛み止めですが、ロキソニンといって、飲みすぎると胃に穴が空いたり、腎臓を悪くしたりします。たまに1錠、2錠、飲む分には問題ないのですが、常用するのは問題です。たとえ薬理作用、あるいはプラセボ効果で痛みが消えたとしても、胃に穴が空いたらもっと痛い思いをしなければなりません。これでは本末転倒です。

どんな物質にもよいところと悪いところがあります。長期間の使用で、その効果は特に増幅します。食品でもそうなのですが、「長期に使用するときは要注意」なのです。

プラセボ効果とその注意点——②高額の出費

もう1つ。プラセボ効果をあてにするときの問題点があります。

それは、お金。

早朝のテレビで宣伝しているようなサプリメントは、たいてい高価です。ま、最初は無料のお試し期間などがあるかもしれませんが、いずれは有料になります。そしてわりと高額になります。向こうも商売ですから。

ここでも、長期間の使用ほどインパクトは大きいです。3、4日試してみる分にはたいした金額にはなりませんが、何年、何十年とサプリを購入すれば、その出費は半端ないものになります。

　プラセボ効果だけのために、そんな大金を使うのは、ちょっともったいないなー。ぼくだったら、そんなことに金を使うんだったら、それこそ美味しいものでもときどき食べに行きたいぜ。

　というわけで、プラセボ効果「だけ」を期待して、効果があるんだか、ないんだか分からないものに走る方法は、あまり有効とはいえません。特に、長期間使用する食品、薬品、サプリメントについていえば、プラセボ効果を期待して使用する、ということはやめたほうがよいです。副作用が怖いし、カネがかかりすぎるからです。

　最初からプラセボ効果をあてにするならば、むしろ「なにもしなくても俺は元気だ！」と思い込んでいたほうが、まだマシでしょう。自己暗示、わりと大事です。

　ぼくも「この本、ちゃんと書き上げるぞ。書き上げられるはずだ。書き上げるに違いない。お前ならできる」と自己暗示をかけながら本書を書いています（笑）。

　ちなみに、サプリメントについてはいろいろ研究データがあります。マルチビタミンやミネラルのサプリメントは、たとえば心血管疾患やがんの予防には役に立たないという結論が示されています（＊24）。

ですから、一般の方が、こうしたビタミン剤やミネラルサプリメントを健康増進のために使うのは、おすすめしません。端的にいって、お金の無駄だと思います。

医学史において、欠乏症は大きな問題でした。ビタミンＢ１欠乏が起こす脚気《かっけ》、ビタミンＣ欠乏が起こす壊血病《かいけつびょう》、ビタミンＤ不足が原因となる、くる病、鉄分不足が原因となる鉄欠乏性貧血など。

このような「欠乏症」の患者の場合には、それぞれ欠乏している成分を摂取することで、病気を治すことができます。その場合のサプリメントはとても重要です。たとえば、鉄欠乏性貧血は、ふつうは鉄剤で治療するわけです。

しかし、バランスの取れた「ふつうの食事」を摂っているだけで、こうした栄養素をすべて十分量補給することは可能です。ことさらにサプリメントを摂る必要はありません。

こうした欠乏症が多かったのは、栄養学が未熟だったときでした。このようなビタミン、ミネラルの存在や、それに関係した病気の知識がなかった時代です。

もちろん、今でも、脚気などはときどき見ることがありますけど、めったには起きません。患者がとても多かった昔のようなインパクトはありません。ですから、一般化した形で、ことさらに予防策に邁進《まいしん》する必要もないのです。

同様に、各種サプリメントや「健康食品」を、健康増進の目的のために、あるいは病気の予防のために用いることは、一般的に「お金の無駄」です。病気の治療のために使うのはまた「別の話」ですが。

病気の予防に役立つと認められた「トクホ」成分は2つだけ

これはこれまで拙著でも何度か申し上げていることですが、健康増進に寄与する可能性のある食品、いわゆる「トクホ」についてです。特定保健用食品として、消費者庁が指定、許可しています。

では、トクホで本当に病気が予防できるのでしょうか。

じつは、トクホで病気が予防できる「疾病リスク低減表示」が認められている成分は、たったの2つだけなんです。

それは、カルシウムと葉酸。

葉酸は、妊婦が摂取することがすすめられていて、これによって赤ちゃんの先天奇形を予防します。

カルシウムは、骨粗鬆症の予防のために、ということですが、これすら最近の研究では、効果を疑問視する向きもあります。カルシウムは骨のミネラル成分で、骨形成に有用なビタミンDとともに「骨粗鬆症の予防」にしばしば使われますが、じつは両者の内服をしても、あまり効果はないんじゃないか、という意見もあります。

たしかに、臨床試験では、カルシウムやビタミンDの摂取で骨密度は上昇するのですが、本当に大事な「骨折の予防」には寄与しない、というデータもあるからです。

そして、カルシウムの摂りすぎは、腎結石など別の病気の原因にもなりかねません。やはり、何事も、過ぎたるは及ばざるが如し、ですね（＊25）。

いずれにしても、カルシウムもビタミンDも、ふつうの食事で十分に得られます。ビタミンDについては、日光浴も有効です（外でお散歩、大事です）。

カルシウムとビタミンDを同時に補充したいのなら、お魚がオススメです。シラスとかサンマ、ブリなどを食べると、ビタミンDとカルシウムの両方を一気に摂取できます。

それも、そんなにこだわって毎食食べる必要もありません。要するに、特別なサプリメントで補給する必要はないってことです（＊26）。

そうすると、本当に病気の予防に有用だといえるのは、葉酸だけ。それも妊婦限定です。

つまり、ほとんどの人にとって、「トクホ」による健康上の恩恵はないのです。少なくとも「エビデンス」で支持されている方法はありません。

トクホにはいろいろなバリエーションがあります。

たとえば、「特定保健用食品（規格基準型）」というものがあります。

これは、臨床試験を必要としない、「健康によいかも」な製品です。お腹の調子を整える食物繊維だったり、オリゴ糖だったりします。しかし、臨床試験をしていないので、「本当に健康になれるかどうか」は検証されていません。あくまでも「机上の空論」として「健康によいかも」な製品にすぎません。

この「特定保健用食品（規格基準型）」に入っている栄養素にしたって、ほとんどはふつうの食事で十分に得られるものです。食物繊維にしても、オリゴ糖にしても。また、こうした栄養素は、摂りすぎるとお腹がゆるくなったり、おならが出やすくなったりといった欠点もあります。しつこいようですが、なんだって、「過ぎたるは及ばざるが如し」なのです。

あと、トクホには「条件付き特定保健用食品」というのもあります。

これは、科学的なデータは不十分だけど、一定の有効性があるかな、というもので「仮免」的な存在です。

というわけで、世の中にはたくさんの健康食品、サプリメントの類《たぐい》があり、その多くが「トクホ」として認定されていますが、健康増進のために必須なものは、何一つ（妊婦でなければ）ありません。

健康食品のブランド効果

トクホは、一般に割高です。開発して、認定されるのにコストがかかっているので、そのコストが価格に上乗せされているからです。

また、トクホでなくても、健康食品は一般的に高額なのが特徴です。なんとなく、値段が高い健康食品やサプリメントのほうが、効き目がいいような気がしませんか。このような幻影的というか、一種のブランド効果を狙って、わざと高く値段を設定しているのかもしれません。

たとえば、コンビニや薬局で売っている「栄養ドリンク」。あれも、１００円程度のものから何千円もするものまで、お値段はピンきりですが、値段が高いドリンクのほうが元気が出るような気がしますよね。

あなたが、すごくリッチで、唸《うな》るようにお金があり、こういう健康食品やサプリメントにガンガンお金を出したい、というのであれば、もちろんぼくは止めはしません。患者さんたちにもそう申し上げています。

でも、ぼくだったら、せっかくそのお金があるのであれば、別のことに使いますよ、とお伝えしたいです。

要は、健康食品やサプリメントにお金を払うということは、効果が非常に限定的、あるいは効果がないわりには、お金がかかりすぎるのです。

じゃ、サプリメントが全部ダメか、といえばそうではなくて、たとえばプロテイン。ぼくの知っている人や患者さんでも、プロテインを摂っている人は多いのですが、筋力や筋肉量を増やすのには有効なようです（＊27）。

ま、でもぼくなんかは、別に筋肉付けなくていいし（付きすぎるのはイヤ）、別にカネ出してプロテインは買わないなあ。でも、それはあくまでぼくの主観。プロテイン買っちゃダメってことじゃありません。お好きな方はどうぞ。

魚の油は体によいか——これも程度の問題

たとえば、魚の油は血管の病気に役に立つといわれています。これは、魚の油に入っている不飽和脂肪酸のドコサヘキサエン酸（ＤＨＡ）やエイコサペンタエン酸（ＥＰＡ）の作用によるものとされています。

心臓病のリスクが高い高齢者では、ＤＨＡやＥＰＡの摂取で、心臓病で死ぬリスクが減るということが、メタ分析（複数の研究の結果を集めて統合し、それらを用いてより高い見地から解析を行なう方法）という研究で明らかになっています（＊28）。

他方、他のメタ分析では死亡は減らなかった、という結果も出ています（＊29）。

このように、相反する結果が臨床試験で出ることは、珍しいことではありません。特に食べ物については、厳密に摂食内容を管理したり、記録したりするのは難しいですから、動物実験のようなきれいなデータにはなりにくいのです。データがきれいになりにくいので、結果があっちにいったり、こっちにいったりしやすいというわけです。

で、こういうとき、臨床医はどのように判断すべきかというと、

　魚は、そこそこ摂取したほうがよい

と判断すべきだと思います。

実際、アメリカ心臓協会も、週に1、2回は「魚の油」を摂るようにすすめています。ただし、シーフードとして、つまり食事からの摂取を推奨しており、サプリメントのようなものはすすめてはいません（＊30）。

　魚を食べすぎると、そこに入っている微量な水銀の毒性の問題があるため、むしろ健康によくないという意見もあります。特に妊婦は、魚を食べすぎないほうがよいです（完全に禁止する必要はありません）。

　あと、これは確定的ではありませんが、魚の油を食べすぎると、前立腺がんが増えるかもしれない、というデータもあります（＊31）。

　というわけで、魚はまあまあ食べたほうがよいですが、極端に食べすぎる「偏食」はよくありません。繰り返しますが、過ぎたるは及ばざるが如し、なのです。

　また、EPAやDHAは、魚を食べていれば十分量摂取できるので、巷で売られているサプリメントを、わざわざ買って飲むほどのことはありません。過去に心筋梗塞になったなど、非常にリスクの高い人で、経済的に余裕のある方が、こうしたサプリメントを買って飲むのは理にかなっていると思いますが、特に心臓病のリスクが高くない人で、ＥＰＡやＤＨＡのサプリメントを飲むのは、お金の無駄遣いだと思います。美味しいお魚を食べたほうがいいですよー。

プロバイオティクスも買う必要はない――「俺のエビデンス」も重要ではあるが

ヨーグルトなどのプロバイオティクスと呼ばれる製品も人気です。これは特定の腸炎の治療や予防に効果が期待されています。

しかし、少なくとも日本で市販されているプロバイオティクスは、臨床データがほとんどなくて、「これ」という健康効果は証明されていません。特に体調が悪くない人が「わざわざ」プロバイオティクスを購入する意義は小さいでしょう。

もちろん、ヨーグルトが美味しくて好き、という人はぜひどうぞ。あと、ヨーグルトを食べるとお腹の調子がよい、という「個人的な体験」がある場合も、ヨーグルトはぜひどうぞ、です。ヨーグルト、そういえば、地中海食の構成要素でしたね！

特に、ヨーグルトをやめると調子が悪い、再開すると調子がよくなる、という「繰り返し」の改善効果があれば、絶対におすすめです。こういうのを「n-of-one study」（単一被験者試験）といって、とても質がよい、再現性が示されたエビデンスです。

たとえば、ぼくは靴下を履いて寝る習慣があります。足を冷やしたままにしていると風邪をひくからで、靴下を履くと風邪をひきにくくなり、やめるとてきめんに風邪症状が出てきます。

再現性が繰り返し示されているので、「俺のエビデンス」としては十分なのですが、他人におすすめできるかどうかは分かりません。事実、隣で寝ている奥さんは、靴下なんか履かずに寝ますが、風邪をひいたりしません。

ぼくは手足の血流が悪くて、冬は白くなったり青くなったりします（レイノー症状といいます）。こういう手足の冷えがきつい人だと、役に立つ風邪対策なのかもしれません。手足が冷える人だけ集めて臨床試験をしたいところです。靴下スタディー。誰か研究費出してくれないかな。

ナッツやチョコレート——フラボノイドの効果は？

アーモンドのようなナッツ類、それにダークチョコレートを食べると、コレステロールが下がるという研究もあります。ぼくも、コレステロールの高い患者さんには、アーモンドやダークチョコレートをおすすめしています。ナッツもチョコも、カロリー高めで、一見するとコレステロールを高めてしまいそうですが、逆なのですね。

これは、ナッツやチョコレートに入っているフラボノイドの効果によるものと考えられています（＊32）。

ちなみに、フラボノイドは赤ワインにも豊富に含まれています。

では、赤ワインも健康によいのか。

この点は、拙著『ワインは毒か、薬か。』（朝日新聞出版）で詳しく解説しています。よかったら、どうぞ。結論だけここで申し上げると、答えは「微妙」です（笑）。

また、これは第2章の「ＤＡＳＨ」のところでも述べましたが、大豆のような豆製品にもフラボノイドは多いので、同様の利益は期待できそうです。ナッツの代わりに大豆。日本食は大豆をよく使うことも、すでに述べましたね。

ただし、味噌汁にしても、お醤油をかけた豆腐にしても、日本の大豆系食品は、塩分が多めになりがちなのが欠点です。塩分が増えすぎると、高血圧など、悪いほうの効果が強くなりかねませんから、要注意です。

うちでも味噌汁はよく作ります。だしをたっぷりにして旨味を増やし、味噌はやや少なめで、塩分を摂りすぎないように工夫しています。豆腐も好きですねえ。夏の冷奴、冬の湯豆腐、揚げ出し豆腐、あるいはふつうにごま油で炒めるだけでも美味しいですね。

第４章　健康な食事とは？——エビデンスとの関係

「個人の経験」を超えたもの、それがエビデンス

前章で、「俺のエビデンス」について触れました。

では、「個人の経験」があなたの役に立つか。この点について、そしてエビデンスについて、さらにつっこんでみましょう。

もちろん、役に立つ「こと」はあります。が、すでに説明したとおり、個人の経験があなたの役に立つとしても、その役に立ち方は極めて限定的です。そして、役に立たないことも多いのです。要するに、「個人の経験」は、あてにはならない。

では、「個人の経験」を超えたものは、あるのか。

あります。

それが「エビデンス」。

先ほども出てきましたね。エビデンス（evidence）とは、「証拠」を意味する英語です。

では、「証拠」とはなにか。

それは、「他人の経験」です。

えーっ!!　個人の経験は役に立たないって、さっき言ったばっかりやん！

そう。単純な「個人の経験」は役に立ちません。しかし、上手に分析した「他人の経験」は役に立つのです。

では、「個人の経験」と「他人の経験」はどこが違うのでしょう。

エビデンスとは「比較」である

極言しましょう。エビデンスとは「比較」です。

「他人の経験」を単純に集めても、それは役に立ちません。しかし、他人の異なる経験を比較すれば、そこに「役に立つ」要素が生まれます。他人の経験を「データ」として取り扱い、比較するのです。

比較のないデータは信頼性が落ちます。単に「この食事」「このサプリ」「この食材」を摂った、よかった、悪かった、という個人的体験は一般化が困難です。そこに「比較」がないから、役に立ちにくい。

さて、もし誰かが「この食事」を食べたとしましょう。別の人が別の食事、「あの食事」を食べたとしましょう。

この場合、「この食事とあの食事を比較したデータ」が作られます。ここで比較がなされる。

比較したデータは、一般化可能性が高まります。「一般化可能性」、つまりは「私にとっても役に立つかどうか」という意味です。

ただし、「ひとりの経験」と「もうひとりの経験」を比較しても、一般化可能性は生まれません。両者を比較し、そこに違いが生じていたとしても、それは単なる「まぐれ」の可能性が高いからです。

それに、AさんとBさんの異なる経験を比較しようとしても、AさんとBさんがそもそも違う人物なわけです。比較しているのが、「経験の違い」なのか、「AさんとBさんの個体差」なのか、区別ができません。Aさんによかったとしても、Bさんにもよいとは限らない。ましてや、第三者たる「私」にとっていいかどうかは、まったく分からない。

単なる「他人の経験」では、一般化可能性は生まれません。AさんとBさんの経験を比較するだけでも一般化はできません。

では、どうすればよいか。

そう、たくさんの人を集めて、集団同士で比較すればよいのです。

たくさんの人を集めれば、個々の人物の「個性」は均《なら》されていきます。個体差が均等化されていって、無視してよいほどになり、比べるのは「異なる経験」だけになります。

こうすれば、どっちの経験がベターな経験なのかを判定できる。そして、たくさんの人にアプライできる「ベターな経験」は、「私」にだってアプライできる可能性が高い。

おお、ここで「一般可能性キター!!」って感じです。

多くの人と多くの人で比べたデータのほうが、信頼性が高い。数が増えれば増えるほど、そのデータが「私にも」通用する可能性が高まるからです。

これが「比較試験」というやつです。臨床試験ともいいます（厳密には臨床試験にはいろいろなタイプがあり、「比較しない」臨床試験もあるのですが、「俗に」臨床試験といえば、たいていは比較試験のことをいいます）。

健康についてのエビデンスの多くは、現在ではこの「比較試験」からできています。我々が「エビデンス」と呼ぶもののほとんどは、この比較試験から得られたデータ解析の結果なのです。

程度問題として判断する

「そんなことない。他の人は他の人。私は私。他人のデータが自分に使える保証なんてどこにもない」

そういう反論もあるかもしれません。

うん、その反論はじつに正しい。おっしゃるとおりです。

たしかに「他人の比較試験が私に役に立つ」と断言することはできません。そんな保証もありません。

しかし、断言も保証もできないけれども、「役に立つ可能性は高まって」います。他人にとって有効な場合は、自分にとっても有用な可能性が高いのです。少なくとも、その逆である可能性よりは、高い。

株に投資するときは、値上がりしやすそうな株を買うでしょう。値下がりしそうな株を買う人はいません。そこにはもちろん、保証はない。絶対に上がる株も、絶対に下がる株も存在しません。

が、どのくらい上がりやすいかは、ある程度予測できる。たとえば、株価収益率（ＰＥＲ）のような指標を使ったり、『会社四季報』に載っているような情報を読んで、予測できます。

同様に、ある薬とかある食事が「私」にとって役に立つかどうかは、情報を読んで吟味します。そこには１００％の保証はない。でも、80％くらいならあるかもしれない。

80％の可能性で健康によいことは、やったほうがよいでしょう。20％しか可能性がない場合は、手を出さないほうが賢明かもしれません。

逆に、80％の可能性で健康によくないことは、やらないほうがよいでしょうし、20％しか不健康の可能性がないことは、気にしなくてよいかもしれません。

つまり「イエスかノー」というデジタルな発想ではなく、「どのくらい」役に立つか、という「程度問題」として扱うとよいのです。

他人のデータが自分に使える可能性は、１００％とはいえません。でも、70％とか、80％くらいは使えるかもしれません。使える可能性が高まったのだから、これは使っといたほうがよいよって話です。少なくともまったくデータを見ないであてずっぽうでやるよりは、「はるかにまし」なのです。

漸近性の問題——データが「あなた」に近づいてくる

具体的に、ある血圧を下げる薬について考えてみましょう。

前述のように、比較試験は多くの参加者から成り立っています。

１人や２人、３人とか４人程度の実験データであれば、その人たちの個性とか、「まぐれ」の可能性が高いです。これだと、「あなた」に使えない可能性が高い。

したがって、１００人とか１０００人とか、たくさんの人を集めて「比較試験」をします。

こうすれば、その人たち一人ひとりの個性が薄まり、均等化されて、より「みんなに使える」データになっていくからです。

さて、ここに血圧が下がる、サガリンという薬があるとします。

５００人がサガリンを飲み、別の５００人は偽薬（プラセボ）を飲みます。両群の血圧の平均値を測ったら、サガリンを飲んだグループの血圧平均値のほうが、プラセボを飲んだグループの血圧平均値よりも低かった。

はい、この薬、サガリンを「あなた」が飲んだとしましょう。あなたの血圧は下がるか？下がる可能性は高い。我々はそう考えます。１０００人が臨床試験に参加し、そのうち５００人の人に飲んでもらって効果を確認した薬が、あなたに効かない可能性は、効く可能性よりは低いからです。

もちろん、あなた１人が特異体質で、「効かない」可能性はわずかながら残るのですが。でも、そもそもあなたが特異体質を持っている可能性よりも、持っていない可能性のほうが高いわけで。

「他人のデータ」が自分に使えるか。そこには「漸近性《ぜんきんせい》の問題」があります。漸近……だんだん近づいていく、ってことです。

１人のデータでは、そのまま「あなた」に使えない可能性が高い。なぜなら、その人と「あなた」はいろいろ違っているから。

でも、これが10人になり、１００人になり、１０００人になってくると、試験に参加する人（被験者）の個性は弱まってきます。そうすればだんだん「あなた」に近づいてきます。そうなると、この「他人のデータ」はあなたに使いやすくなる。

誰を対象にしたデータか

データの対象、実験の種類も、漸近的に判断すれば分かりやすいです。

データの対象は人間でしょうか。ハエでしょうか。ミミズでしょうか。

試験管の中の実験データ——たとえば細菌の実験などは、すぐには人には使えません。細菌と人との距離はとても遠いからです。ネズミを使った実験も同様です。なぜなら、人間はネズミではないからです。

でも、人間のデータであれば、細菌よりもネズミよりも、おそらくは使いやすいことでしょう。だんだん、被験者が「私」に近づいてきているのです。

とはいえ、人間であればなんでもよいというものではありません。

たとえば、男性には女性のデータが、女性には男性のデータは使いにくいです。また、高齢者のデータは子どもには使えないでしょうし、逆に子どものデータは高齢者には使えないでしょう。

前述のように、白いご飯は、糖尿病のリスクがありますが、日本人男性の場合はそのような傾向が見られませんでした。こういう、属性による効果の違いは、あるのです。

では、たとえば、外国人のデータ、外国で行なった臨床試験のデータはどうでしょうか。

これはケース・バイ・ケースです。多くの場合、外国人のデータも日本人に使えます。が、ときどき日本人に見られる特殊な遺伝子や、日本人特有の薬の代謝があったりして、「そうとは限らない」こともあります。

なので、どうせ使うのなら、日本人を対象にした「他人のデータ」のほうが、外国人を対象にした研究データよりも使い勝手がいいのです。

とはいえ、外国人といっても人間ですからね。多くのデータはそのまま日本人に使っても大丈夫です。

ベスト・エビデンス

とにかく、他人のデータは役に立ちます。ただし、役に立つには条件があります。満たすべき条件は、たとえば、

1．大規模である
2．比較している
3．できれば、あなたと生物学的により近い人たちである

です。そういうポイントをチェックしていき、より「あなた」に近いデータを選んでいきます。そして、それ以上近い存在がいない、もっとも「あなた」に近いデータ。これこそが「あなた」にもっとも使いやすいデータということになります。

そのデータが使えるか、使えないかは、保証の限りではない。けれども、手持ちのデータの中ではもっとも使える可能性が高い。

手持ちのデータの中でもっとも使える可能性が高い、もっとも「あなた」に近づいているデータ。これを我々は「ベスト・エビデンス」と呼ぶのです。

データはどこにあるか

では、そのような「他人のデータ」、いわゆるエビデンスはどこにあるのでしょう。

それは、科学論文の中に存在します。

では、科学論文はどこにあるか。

それはですね。ネット上にあるんですよ。

昔は、大学など特殊機関の図書館で、長い時間をかけて調べなければ見つからなかった科学論文。今はネット上であっという間に、誰にでも見つけることができるのです。

ただし、残念なことに、多くの論文は有料です。お金をかけなければ閲覧できません。

これは頭の痛い問題で、ぼくも読みたい論文を購入するために、年間何十万、場合によっては百万円以上かけて論文を購入して勉強しています。

定期的に購読する医学雑誌（こちらは、紙とネットの両方で読んでいます）の購読費用も、毎年数十万円になります。勉強するってお金がかかりますね。

しかし、これはプロがマジで論文を読む場合の話です。一般の方は、そんなにお金をかけて論文を探したり読んだりする必要はありません。ていうか、そこまでやってる人はもはや「一般の方」ではありません。

では、一般の方はどうすればよいか。

それは、要旨を読むこと。

論文の要旨だけなら大丈夫。なぜなら、要旨は無料ですから。それに、短くて読みやすい。

要旨、英語では「アブストラクト (abstract)」といいますが、論文の骨子だけを短くまとめたものです。すでに述べたように、科学論文の要旨は基本的に無料です。しかも、基本的に医学論文のほとんどは、特に重要な論文の要旨は、ほぼ全部、ネット上に公開されています。お金をかけなくても、大学の図書館にわざわざ行かなくても、気軽にスマホで読むことができるのです。

専門家でない一般読者の皆さんは、論文を舐《な》めるように精読する必要はないとぼくは思います。論文の要旨を読んで、その骨子を「ざっくり」つかめばそれでよいのです。短い要旨だけでしたら、読むのも、まあ慣れれば数分とかかりません。

というわけで、科学論文へのアクセスはとてもよくなりました。誰でも、ネットとスマホを活用して科学論文（の要旨）を読むことができます。

ただし、誰でもその論文を「理解」できるわけではありません。いや、中途半端な読み方をしてしまうと、とんでもない誤読をしてしまうリスクすらあります。

科学論文を正しく読むには、能力が必要なのです。

科学論文を正しく読むのに必要な力

では、どんな能力が必要なのでしょうか。

たとえば、英語です。

現在、ほとんどの科学論文は英語で書かれています。

たとえ日本人が書いた、日本の施設から出された論文であっても、質の高い科学論文はたいてい英語で書かれています。そのほうがたくさんの人に読んでもらえるし、科学者としての業績が上がるからです。せいぜい１億人ちょっとしか読めない日本語の論文よりは、（理論的には）何十億といる英文を理解できる人に読んでもらえるほうが、よいに決まっていますから。

たとえば、質の高い英語論文を10本書いた医学者と、日本語の論文を10本書いた医学者では、前者のほうが同業者から高い評価を受ける可能性が高いでしょう。もっとも、これは医学領域特有の話でして、他の領域であれば、必ずしも日本語の論文や著書の価値が低い、とは限らないのですが。

というわけで、科学論文、医学論文を読みこなすには、一定の英語力が必要です。

ただし、英語力だけでは科学論文は読めません。データの解釈や論理的整合性、間違ったデータや解釈を見抜く洞察力などが必要です。いわゆる「リテラシー」というやつです。

こんなことを書くとまた同業者から怒られそうですが、医者であっても論文をちゃんと読めない人、読んでいない人はたくさんいます。科学的リテラシーがない人は非常に多いですし、それ以前に英語力がない医者もとても多いです。

多くの医者、医学者は、新型コロナのときに、そのリテラシーのなさを露呈し、フェイクニュースに騙《だま》されたり、質の低い研究に飛びつきました。いやー、でも、こりゃ、言ったら怒られるな、やっぱり。人間、本当のことを言われるのが一番腹が立ちますからね。

なぜ日本の医者は英語力がないか

さて、なぜ日本の医者の多くに英語力がないかというと、勉強していないからです。

なぜ、勉強しないかというと、疲れているからです。肉体的にというよりも、精神的に疲れているんでしょうね。

日本の場合、大学受験のハードルが高すぎるんです。みんなそこで必死で自らをすり減らす思いで勉強して、やっとの思いで医学部に合格する。そこで疲れちゃう。

もちろん、大学に入学してからも試験はありますし、医師国家試験もありますし、専門医試験もありますし、いろいろ勉強は必要です。が、かつてのあの大学入試ほどはインテンシティ（強度）が高くない。

そして、ここが日本のいけないところなのですが、医者たちにとって、英語の能力を査定されるのは、大学入試がおそらく最後なのです。

医者は必ずしも「勉強が好き」ではないので、試験など、なにかの二次的な利得がない限りは勉強しません。そして、医学生・医者は、大学入試以降、英語能力はほとんど査定されない。大学院の入学試験などで英語の試験はありますが、辞書持ち込み可で、合格できることを前提とした、緩い試験です。

だから、日本の医者や医学生は英語を勉強しないのです。

海外の医学生はそうとは限りません。ぼくがよく行くカンボジアなどは、医学書は全部英語ですからね。母国語のクメール語の教科書はないのです。だから、英語は勉強せざるを得ない。必然的に。

日本の医学生や医者は甘やかされています。医学書の書店に行くと、山のように日本語のテキストがあるのです。ま、そういう日本語のテキストをぼくもたくさん書いていますし、英語の原書も訳していますから、ぼくも日本の医者、医学生の英語力低下に加担してるんですけどね。

でも、そんな言い訳は、関係ない。本来は、誰かに査定されなくても、どんな条件下でも、学びを喜びとし、自己鍛錬と自らの進歩を喜びとするような継続的な学習態度をとるべきなんです。勉強は手段ではなく、目的なのです。

でも、医者や医学生は、長年、勉強を「手段」として強制され続けた影響で、そういうメンタリティは持ちにくくなってるんです。短期利得を目指しすぎて、長期的に大損しているパターンですね。

そういう意味でも、学習意欲をむしろ減退させている現行の大学入試制度や、やたらに高い医学部の偏差値のもたらす副次的な悪作用の罪は重い。この話は拙著に詳しく書いたので興味ある方はお読みください（『医学部に行きたいあなた、医学生のあなた、そしてその親が読むべき勉強の方法』中外医学社）。

運動でも楽器の演奏でもなんでもそうですが、トレーニングを怠《おこた》ったら、どんな能力でも落ちていくんですよ、例外なく。

語学力も同様でして、いくら大学受験のときには非常に偏差値の高い受験を突破し、英語の試験でも高得点を獲得したかつての秀才医学生であっても、その後、英語力の維持、向上に努めていなければ、その能力は落ちていくのはあたりまえなのです。

大谷翔平や藤井聡太のような超天才クラスですら、自己鍛錬を怠らず、たゆまぬ努力を続けてきたわけです。ましてや、凡人の我々が努力を要しないわけがない。

医者は、おおむね、そこそこ頭がよいかもしれない。けれども、ほとんどの医者は「天才」とは言い難い。凡庸な普通の人間です。全国に何十万人もいるただの医者が、努力をまったくしないで英語力を維持向上することなんて、できっこありません。

ですから、多くの医者は中学生レベルの英語力もないのが実態です（まじで）。

信用できる「健康本」の見分け方

というわけで、日本では、科学論文を多くの医者ですらちゃんと読んでいないのが現実です。ましてや、医学が専門でない方々が、このような論文を読んで科学的な判断をするというのは、非常にハードルが高いかもしれません。仮にそれが、短い要旨だけであっても。

しかし、ここに突破口がないかといえば、あります！

それは、本屋さんの健康本を読むことです。

あれ？　本屋の健康本って、デタラメだらけで信用できないんじゃなかったっけ？

たしかに、大多数の健康本は、トンデモで、独りよがりな「個人の経験」を並べているものがほとんどです。「あなた」にはとうてい応用できない内容です。

しかし、なかにはきちんとした作りをしている本もあり、こういう本は信用できます（本書もその稀有《けう》な一冊です、きっぱり！）。

では、「信用できる本」と「できない本」を区別する方法はあるのか。

いちおう、あります。

それは「引用文献」が示されているかどうか、です。

引用文献＝科学論文がちゃんと載せられている本は、信用できる可能性が高いです。

なぜならそれは、「分かる人、読める人であれば、その本の内容の妥当性を検証できますよ、していただいて構いませんよ」という態度の表明だからです。どうぞどうぞ、私の主張の妥当性はあなたがダブルチェックしてくださっていいですよ。私の主張がデタラメでないことは、あなた自身がご確認してくださることでしょう。そういう態度の表明だからです。

この態度を表明しただけで、本の信用性はぐぐっと上がるのです。

逆に、そういう論文を一つもつけていない本は、ほぼ100％、インチキでデタラメです。そして、そういうインチキでデタラメな本は、そのインチキ具合やデタラメさ加減を検証することすらできないのです。元論文がどこにあるのか、分からないのだから。

この検証可能性が担保されている、「気になるならば、いくらでもお調べいただいて大丈夫ですよ」という態度を表明している著者の著作物は、「私が書いていることは本当に決まっています。間違いないに決まっています。信じてください。でも、裏を取るような真似はお断りよ」な著者の本よりも、信用できる可能性が高い。そういうことです。

なので、あなた自身が科学論文を実際に読んだり、読めたりする必要は必ずしもありません。ちゃんと引用文献があるものを優先的に採択すれば、妥当性の高い書物にひっかかるチャンスは高いのです。

もっとも、なかには、たくさん引用があるのだけれども、それはネット情報などのくだらない内容ばかりの引用で、結局信用できない本もあるといっちゃあ、あるのですが。ここまで検証しようと思うと、プロがやらないとなかなか難しい。

実際、ぼくも『新・養生訓　健康本のテイスティング』（岩永直子共著、丸善出版）のなかで、数々の「健康本」の吟味を行ないました。まるでワイン・テイスティングのように、健康本の「テイスティング」を行ない、この本はよい、この本はイマイチ、という判定をしたのです。

やはり予想どおり、引用文献を紹介していない本に、まともな健康本は皆無でした。

しかし、引用文献を紹介しているにもかかわらず、独りよがりで妥当性の低いものもあったのです。その本は、信用性に乏しいウェブサイトやブログ、質の低い医学論文を引用していたのでした。でも、パッと見には、「質の低い」医学論文とそうでない医学論文は、区別できないですよね。

ま、そういうわけで、100％完璧な真贋判定法とはいえないものの、「引用文献をちゃんと紹介している」健康本の信頼度はそれなりに高い、と考えてよいと思います。

なお、信じがたいことですが、出版社や編集者ですら、この「引用文献」の重要性を理解していないことがあります。「ページのムダですよ」とか、「どうせ、誰も読まないですよ」などといって、せっかく作った引用文献リストを削除しようとする編集者がいて、ぼくを鼻白ませることがあります。自分たちの作っている本の信用度をわざわざ下げても構わないという態度には、本当に怒りを覚えます。

世の中には「デタラメな本でもいいから、売れればいい」と考えている出版社や編集者はいるのです。売れてしまえば、あとで間違いを指摘されても知らん顔、なわけです。このような態度が、日本の「健康本」の質を落としているんでしょうね。

というわけで、本書においても、重要なエビデンスについてはちゃんと引用しています。信用していただけますかどうかは、もちろん読者の皆様の自由ではあるのですが。

第5章　カネの話は大事

健康になるのは何のためか

先に、プラセボ効果を期待して大金を使うのはもったいない。そういう話をしました。この話はもっと拡大して、一般的な命題に変換することも可能です。

そもそも、健康になるのに大金をかけるのもバカバカしくない？

健康になるのは豊かな人生を送るためです。

痛かったり、苦しかったり、短命であるよりも、痛くなかったり、苦しくなかったり、長命であるほうが、豊かな人生を送る可能性が高くなるからです。

もちろん、痛いこと、苦しいこと、短命なことがダメ、と全否定したいのではありません。痛みに耐えながら素晴らしい人生を送る人もいるでしょうし、短命でも歴史に名を残した、充実した人生を送った人はたくさんいます。

でも、どちらかといえば、痛いよりは痛くないほうがいいじゃないですか。ぼくは少なくとも、痛くないほうが、苦しくないほうがいい（笑）。まあ、長生きについては「どこまで長生きするのか」という問題があるので、一概に長いほうがいいとはいえないかもしれないけれど。

いずれにしても、健康は手段であって、目的ではないのです。豊かな人生のために、健康がある。健康のために人生があるのではない。

豊かな人生なんてどうでもいいから、健康になりたい、は矛盾しているようにぼくには思えます。また、「長生きするために、長生きする」では同義反復、トートロジーになってしまいます。

生きるためにはカネが要る

さて、そこで「カネの話」です。

まあ、カネが豊かな人生を保証してくれるわけではありません。しかし、健康になるためにカネを使いすぎるのは、ちょっと考えものかなあ、とぼくは思います。

たとえば、たとえ健康になったからといって、そのために全財産を使い果たして、一文無しになってしまえば、その人生は豊かなものとはいえなくなるでしょう。一文無しでも幸せになれるか。うーん、なれるかもしれないけれど、ぼくは少なくともそういう選択肢をとりたくはないな。

もちろん、「人生はカネだけじゃない」という意見もあるでしょう。貧乏だって、豊かな人生を送ることができる。そういう反論はあると思います。

「人生はカネだけじゃない」。ぼくもその意見には同感です。人生においてカネがすべて、とは思いません。

しかし、お金が全然なくなってしまうとどうかなあ。

お金が全然ない、ということはですね、お金を稼がなきゃならん、ということを意味しているのですよ。生きるためには金が要る。よって、生きていくためのお金を獲得するために一所懸命努力しなければならない。

お金がないということは、その分、お金を稼ぐための努力、時間を増やさねばならないのです。

別の言い方をしてみましょう。お金があるときよりも、ないときのほうが、絶えずお金のことを考えていなければならない。

よく、お金持ちは金の亡者だ、カネのことばかり考えている、という言い方で悪口をいわれることがあります。

しかし、じつはお金がまったくない状態のほうが、「金の亡者」になったりするのです。若い頃のぼく自身が、そうでした。

ぼくは若い頃、アメリカのニューヨーク市で研修医をしていましたが、このときは、ほんっとうに、貧乏で苦労しました。

なにしろ、研修医は給料が低い。ニューヨークは物価が高い。

そのくせ、職場はマンハッタンのど真ん中にある病院です。研修医は忙しいので、長距離通勤とかは難しい。病院のすぐ近くにあるアパートに住んでいました。当初は病院から家賃の補助が出ていたので、それほど困っていなかったのですが、ある日その補助金が急にカットされてしまいました。

その結果、収入のほとんどが家賃に消えていく、という状況になりました。

「金の亡者」だった——超貧乏な研修医時代

貯金がある人ならば、まだいい。たとえば、ぼくみたいに日本から米国に武者修行に行く医師はときどきいるのですが、日本で数年バイトして、お金を貯めてから渡米するのです。まあ、これはいいことなのかどうかよく分かりませんが、医者のバイトって日本はとても多いのです。で、わりと楽にお金を稼げる。そうやって、日本にいる間にバイトしまくって貯金するわけですね。

これならば、薄給の研修医であっても、米国滞在時代は、そうやって貯めた貯金を切り崩して生活の質を保つことが可能です。実際、そのようにして生活の質を担保していた日本の仲間はわりと多かった。

ところが、ぼくが渡米したのは、医者になってまだ1年しか経っていないときでした。日本で給料をもらっていたのも、たったの1年だけだったのです。

ぼくが大学医学部を卒業したのは1997年。当時は、研修医も制度的にはアルバイトできたのですが（今は禁止されています）、沖縄県立中部病院という超多忙な研修病院をぼくは選択してしまいました。バイトなんてとてもとてもできない。

研修病院の月給はさして高くなく、渡米の準備費用にあらかた消えてしまいました。アメリカに着いたときには、貯金はごくわずかしかありませんでした。1998年のことです。

おまけに、ビザの関係で、ニューヨーク州では外国人医師の多くはアルバイト禁止でした（ビザの種類によりますし、他の州ではその限りではありませんでしたが）。さらに、当時のぼくは、結婚やら出産やらで扶養家族も抱えていました（その結婚はいずれしくじるのですが）。

収入は少ない上に、家賃でほぼ消えていく。家族を養わねばならない。貯金はない。要するに、米国時代のぼくはとにかく貧乏だったのです。

当時は本当に、爪に火をともすような生活でした。地下鉄に乗る金がないので、何十ブロックも歩いたり、スーパーで脂身だらけの安い鶏肉を丸のまま買って、それを何日も食べ続けたりしました。

米国では肥満が非常に深刻な健康問題ですが、全体的にはお金持ちのほうがスリムで、貧しい人のほうが太っています。この逆説は、「安価な食材は太りやすい」という事実から説明できます。ぼくも、米国時代はこうした、チープでファッティな食材を買って、食べていました。仕事も忙しくて運動不足だったこともあり、当時は今よりも体重も数キロ多めでしたね。

さて、そのような超貧乏の研修医時代。ぼくの頭の中はどのようになっていたか。

それは、カネ。もう、いつだって「カネ」のことばかり考えてしまうのです（笑）。

仕事をしているとき以外は、カネの算段のことしか考えられない。だって、いつだってカネに困っていたから。いかに出費を切り詰めて生き延びるか。そればかり考えていました。

まさに「金の亡者」です。

5年間の米国での研修医時代が終わり、北京の診療所で雇ってもらったときは、本当に嬉しかったです。そのときは「研修医」ではなく、西洋でトレーニングを受けた「一人前の医者」として、まっとうなサラリーをもらえました。

住まいも、外国人向けのちゃんとしたアパートを職場が提供してくれました。地下にショッピングセンターが付属していて、プールまである、当時としては高級なアパートでした。運転手と通勤用の車もついていました。

毎日、食べていくためのお金をやりくりする必要はなくなり、財布にいくら残っているかを常に暗記していないとバスにも乗れない時代も終わりました。２００３年のことです。

そして、ようやく「お金以外のこと」もいろいろ考えられるようになったのです。文化のこととか、政治のこととか、芸術のこととか、世界のこととか、環境のこととか。

ほんと、貧乏は「金の亡者」を作るのだ。俺はずっと金の亡者だったのだ、とこのとき思い知りました。

貧乏時代の副産物

以下はやや余談になります。

貧乏していたニューヨーク時代のわずかな小遣い稼ぎのために、ぼくは物書きの仕事をするようになりました。抗生物質の解説や、米国医療の実態などを書きまとめて、日本の読者にメールマガジンにして送ったりしていました。当時はまだメールマガジンが人気でして、月数百円で配信していた抗生物質解説メールマガジンに、数千人の読者がつきました。いろいろ差っ引かれはしますが、月数万円の副収入がこうして生まれました。

まあ、当時の日本は、感染症領域がとても弱くて、日本語で勉強できる、信頼性の高い教材がほとんどなかったのです。このおかげでわずかながらの副収入が入ってきて、うちの家計はちょっとだけ楽になりました。

メールマガジンがわりと評判になり、ある医学系の出版社が気に入ってくれて、これを単行本化しようという話になりました。これをきっかけに、ぼくは定期的に単行本を出版する習慣を持つようになりました。

ぼくはもともと文章を書くのが下手で、好きでもありませんでした。学生時代も、日本での研修医時代も、まともに文章を書いたことはほとんどありませんでした。

ニューヨークでの貧乏研修医時代に、必要にかられてメールマガジンを執筆するようになり、定期的に、規則的に、そしてある程度のスピード感を持って、ものを書く習慣を身につけていきました。少しずつではありますが、「ものを書く技術」も鍛えていきました。自分の文体や論理展開、「ものを書くスタイル」もゆっくりと育んできました。すべて、このときの貧乏時代が生んだ、偶然の副産物です。

うん、貧乏も必ずしも悪いことばかりではないですね（笑）。

お金はそこそこ、困らない程度にあったほうがよい

閑話休題。

ぼくはすごいお金持ちになったことはありません。年功序列で給料も決められた、副業も制限されてる、しがない国立大学の教員です。

たいていの医者はアルバイトをしたり、講演活動などで副収入を得ますが、ぼくはあまりアルバイトはしませんし、講演仕事もお断りすることが多いです。家族との時間を大事にしたいのと、製薬業界とのしがらみで発言の自由を制限されたくないからです。

よって、ガッポガッポの大金持ちになった経験はありません。

なので、ガッポガッポのお金持ちでありながら、「金の亡者」になるのかどうかは分かりません。経験ないですから。億万長者になった人がスクルージのような「金の亡者」になるかどうか、体験的に論ずることができません。

もしかしたら大金持ちになるがゆえの「金の亡者」という概念は存在するかもしれません。

ぼくが気づいていないだけで。

そこのところはぼくにはよく分からないのですが、そういう可能性を加味した場合であっても、少なくとも「カネがなくなればなくなるほど、カネの問題から自由になる」ことは論理的には考えにくい。お金を稼いでこそ、カネの問題から自由になる可能性のほうが高い。そのようにぼくは（まあ、個人的で、ささやかな経験が根拠なのですが）思います。

お金がまったくない状態は、「金の亡者」を生みやすい。「金の亡者」でありながら、同時に豊かな人生をその状況下で過ごすのは非常に困難です。

よって、「豊かな人生」を送りたければ、お金がそこそこ、困らない程度にはあったほうがよいのです。そんなに莫大な財産である必要はありませんが、いつでもカネに困っている、みたいな状況は、回避できるなら回避しておきたいものです。

得られた健康は、コストに見合っているか？

さて、お金がそこそこある状況をキープするための方法は3つしかありません。

もちろん、もともと親が大金持ちだとか、宝くじが当たるといった幸運を例外とすれば、ですが。ちなみに、ぼくはそういう幸運に遭遇したことはありません（笑）。

で、その3つの方法とは、

1．「収入を得る」

2．「支出を抑える」

そして、

3．「資産運用」

です。おお、さすがはファイナンシャル・プランナーです（笑）。

さて、本書はお金の本ではないので、収入を増やす方法とか資産運用の方法は論じません。

で、ここで触れたいのは2の「支出を抑える」です。

特に大事なのは「無意味なことにカネを使わない」です。ま、あたりまえといえばあたりまえですね。

でも、みんなけっこう、無意味なことにカネを使っているものです。

たとえば、健康領域です。

健康領域に大金を支払っている人はとても多いです。人間ドック、サプリメントや健康食品、あれやこれやの健康法。

しかし、その大金に見合っただけの健康利得をどれだけの人が得ているでしょうか。

ここで大事なのはコスト効果です。つまり、

　得られた健康

だけでなく、

　得られた健康／かかったコスト

という「割り算の」考え方が大事なのです。得られた健康は、十分コストに見合っているか？

10万円のＰＥＴ検診はどれくらい有効なのか？

たとえば、ＰＥＴ検診を例にとってみましょう。

ＰＥＴとは、飼っているワンちゃんのことではなく、「positron emission tomography＝陽電子放出断層撮影」のことです。なんのこっちゃ、と思われる方も多いと思いますが、要するに、極めて性能がよい、レントゲン写真の延長線上にあるもので、特にがんを見つける能力が高いと考えられています。

特定の病気を想定した患者さんには、ＰＥＴが有用なことがあります。病気を見つける能力が高いですから。

しかし、「検診」目的――つまり、特に症状がなくて、病人ではないんだけど、「がんを見つけたい」という理由でＰＥＴを行なう医療機関があります。これが人間ドックなどに併設される「ＰＥＴ検診」です。

では、ＰＥＴ検診はどのくらい有効か。

たとえば、15万人以上の方がＰＥＴ検診を受診したところ、47の胃がんがＰＥＴ（厳密にはPETとCTを組み合わせたPET／CT）で見つかっています（＊33）。

しかし、実際には、PET／CTが見逃したがんもありましたし、PET／CTで陽性になった（異常が見つかった）場合も、あとになってがんではないと分かったケースもけっこうありました。

つまり、PETは15万回もやるわりには、めったに病気を見つけてくれず、見逃しもあるし、見つけたと思っても誤認だったりするわけです。

ですから、症状のない方の「検診」目的に行なうには、あまり賢い方法とはいえません。

しかも、PETはお値段が高い。1回10万円くらいするのです（医療機関による）。検診だと医療保険が使えないから、全額自腹ですよー。

さて、そんなわけで、ぼくだったら、少なくとも検診目的でPETは受けませんね。それを推奨する臨床医学的なエビデンスも皆無ですし、ぼくが知る限り、診療ガイドラインで「PET検診を推奨する」というものも見たことがありません。こんなものを推奨するのは、金儲け目当ての邪《よこしま》な医療機関と医者だけです（キッパリ）。

もしPETに使える10万円があったら、ぼくならもっと有効なことに使いたいなー。なんでも、最近は機動戦士ガンダムのザクを組み立てながらプログラミングを学ぶ講座があるそうで、これが約10万円。こっちのほうが、やりがいあるんじゃない？（嘘。ぼくは不器用なのでプラモデルとか、作れません）（＊34）

繰り返しますが、これはＰＥＴという検査そのものがダメだ、という意味ではありません。がんの可能性が高い、症状のある患者などであれば、病気を見つける価値も高まりますから、「10万円」の持つ意味も変わってきます。たとえば、それで致死的な病気を早期発見し、治療できるのでしたら、10万円など安いものだ、という発想だってできるでしょう。

食と健康を語るときに、お金の話は避けてはいけない

というわけで。

健康利得には「コストに比べて」という発想が重要です。コストをまったく考えずに医療や健康を語るのは正しくありません。

特に、日本の将来の医療行政を考えると、コストの検討は必然です。人口が減少し、税収が減少し、国民に対する医療費が枯渇することは分かりきっているのですから。

でも、そんなに難しい社会的なことを考えなくても、「無意味な、あるいは意味がほとん

どないものにカネをかけるのはもったいない」ですよね。そういう、シンプルな理解の仕方でよいと思います。

昔から医療業界には、「医療健康問題においてはお金の話をしてはいけない」という暗黙の了解がありました。医師にかかったとき、「この薬のほうが効くけど、お値段が高いんだよね。こっちの薬はちょっと効果は落ちるけど、ずっと安いからこっちにしとき」みたいな説明を受けることはめったにないでしょ。本当は大事なんですけどね、こういう考え方。

ぼくの出入りの魚屋さんは、ちゃんと説明してくれますよ。「このマナガツオ、美味しいよ。ただ、お値段はちょっとかかるけどね。こっちのイワシなら全然安いし、味もそんなに悪くない」。

……てなわけで、今日もぼくは、新鮮で美味しくて激安のイワシを買うのでした（笑）。

「食」と健康を語るときにも、コストの問題は避けては通れません。たとえば、その健康食はお金をかけるに値するか。そういう発想はとても大事なのです。

豊かな人生を送るために。

お金をかけて健康になって、何を目指すのか

「健康」といっても、いろいろな側面があります。「健康な食事」と銘打った本も、そのへんをゴチャゴチャにしているように思います。

すでに紹介したように、「長寿」はかなり大事な健康指標です。でも長生きすればいいというものではありません。病気に苦しんだり、痛い思いをしながら、寿命を引き延ばすだけなのは必ずしも「健康」とはいえないかもしれませんから。

「〇〇病」にならない、という考え方も大事ですね。いわゆる「病気の予防」です。しかし、これとて、「病気にならなければ健康か」といわれれば注意が必要です。

たとえば、俗に「エコノミークラス症候群」と呼ばれる病気があります。長時間のフライトで脚などに血栓、血の塊ができる病気です。

エコノミークラス症候群を予防する方法はいくつかあります。でも、一番効果的なのは、そもそもリスクのある行為を回避することです。つまり、飛行機に乗らない。特に長距離の飛行機には乗らない。

でも、それって「エコノミークラス症候群」を回避するためには有効な予防法ですけど、人生全体において本当に妥当なアドバイスかというと、どうですかね。そういう、生活を制限しまくって得る寿命の獲得を「健康」と呼んでよいかどうかは微妙です。

そのため、後述する「旅行医学」においては、この問題を克服して、「人間の欲望や夢を諦めない形で、医学・医療問題と取っ組み合う」ことを可能にしています。

ちなみに、こういう話では、ＷＨＯ（世界保健機関）の「健康の定義」なんかがよく引き合いに出されますけど、ＷＨＯは国連下部の、巨大な役所にすぎません。役所が決めた「定義」なんて、率直にいってどうでもよいとぼくは思いますよ。

ぼくらが吟味し、納得する健康観こそが、そしてそれだけが、自分の人生における「健康」を検討するときには必要なのではないでしょうか。

「痩せる」ことを目指す危険

あと、よくあるのが「痩せる」「太らない」。健康を吟味するときに、体重はしばしば「ネタ」になります。体重計そのものが一種の「健康のバロメーター」ですもんね。

しかし、これにもちょっと注意が必要です。前述しましたが、体重と健康は相関するものの、「体重そのもの」が健康を意味しているわけではないからです。

たしかに、肥満は不健康のもとです。肥満は心筋梗塞など、多くの血管の病気の原因になります。ですから、たとえば太りすぎの方の場合、体重を落とすことで健康を回復する一助になるのです。

しかしながら、何事も過ぎたるは及ばざるが如し。痩せればよいというものではありません。

たとえば、美容目的でのダイエットは、過剰な体重減少のためにむしろ不健康を呼び込んでいるともいえます。

すでに触れましたが、極端にダイエットをしすぎて骨が弱ってしまい、骨粗鬆症になるケースもあります。

あるいは、サルコペニアといって、筋肉量が落ちる病気も近年は問題になっています。サルコは肉、ペニアは減少・喪失、の意味で、サルコペニアは筋肉の量が減ってしまう病気なのです。筋肉が足りなくなると、転びやすくなったり、寝たきりになったり、死のリスクすら高めます。非常に細身になったスーパーモデルなどの健康問題が懸念されているのはそのためです。

高齢者になってから問題になることが多いサルコペニアですが、加齢のみならず、運動が足りないとか、栄養が足りないといったことも原因になります（＊35）。

というわけで、「痩せる」というのは、あくまでも肥満がある場合においての健康法であり、肥満もないのに単に体重を減らすというのは健康法とはいえません。

もちろん、不健康でもいいから痩せたい、という価値観をぼくは否定しません。そんなことはできません。

が、美容という観点からささやかな個人的な意見を申し上げるならば、そもそも**不健康な方はあまり美しく見えません**。ですから、不健康になるまで痩せる、というのは美容の観点からも問題かな、とは思っています。

BMIと死亡リスク――どこからが不健康？

たとえば、ぼくの体重はだいたい60キロ、身長は166センチです。BMIは21・8となります。この原稿を書いているとき、ぼくは51歳です。一時的な乱高下はありましたが

資料8　166センチの男性の平均体重

年齢（男性）	平均体重	BMI
10代（15～19歳）	58.1kg	21.07
20代（20～29歳）	63.8kg	23.14
30代（30～39歳）	66.6kg	24.16
40代（40～49歳）	66.9kg	24.29
50代（50～59歳）	65.7kg	23.83
60代（60～69歳）	66.1kg	24
70歳以上	64.3kg	23.34
全体	65.2kg	23.66

出所：厚生労働省2017年度「国民健康・栄養調査」における「BMIの平均値及び標準偏差」より算出。

（笑）、だいたい高校時代からこのＢＭＩはあんまり変わっていません。

自宅のヘルスメーターによると、ぼくの体脂肪率は、冬だと９くらい、夏だと６から７台の間、ということになります。ここ数年は筋トレを始めたので、以前より体重は２、３キロ増量しましたが、体脂肪率は変わらないですね。

厚生労働省によれば、日本の50代男性で、身長１６６センチの人の平均体重は65・７キロだそうですから（ＢＭＩ23・８３）、まあ、健康という観点からは、いい感じの値なのではないでしょうか。ルックスの観点からは……本音をいうならば、本当は、もう少し身長が欲しいんですけどね（ないものねだり）

（資料8）。
ＢＭＩが25を超えると体重過多（overweight）、30を超えると肥満（obesity）と判断されます。この話はすでにしましたね。たとえば、ぼくの身長で「肥満」になるには、82・7キロの体重が必要になります。

もっとも、日本では独自の定義があり、ＢＭＩ25以上で「肥満」と称します。分かりにくいですね。これは日本人のデータだと、ＢＭＩ25以上で、糖尿病や高血圧、脂質異常が増えるから、なのだそうです。

しかし、実際のデータを見てみると、日本人のＢＭＩで、死亡リスクが有意に増加するのは、ＢＭＩ30以上からであり、「本当にそれでいいのかなあ」とぼくは思ったりもします（資料9）（＊36）。

たしかに、死亡リスクが一番低いのはＢＭＩが22〜26未満の人なのですが、ＢＭＩが26〜30未満の方の死亡リスクは、95％信頼区間の範囲内であり（有意差がないという意味）、統計的に有意に死亡リスクが増えているわけではないのです。

なお、このグラフを見ると、ＢＭＩ21未満の痩せているほうの人も死亡リスクは高いので、ＢＭＩは少なければいいものではないことが示唆されますね。

資料9　BMIと死亡リスクの関係（95%信頼区間）

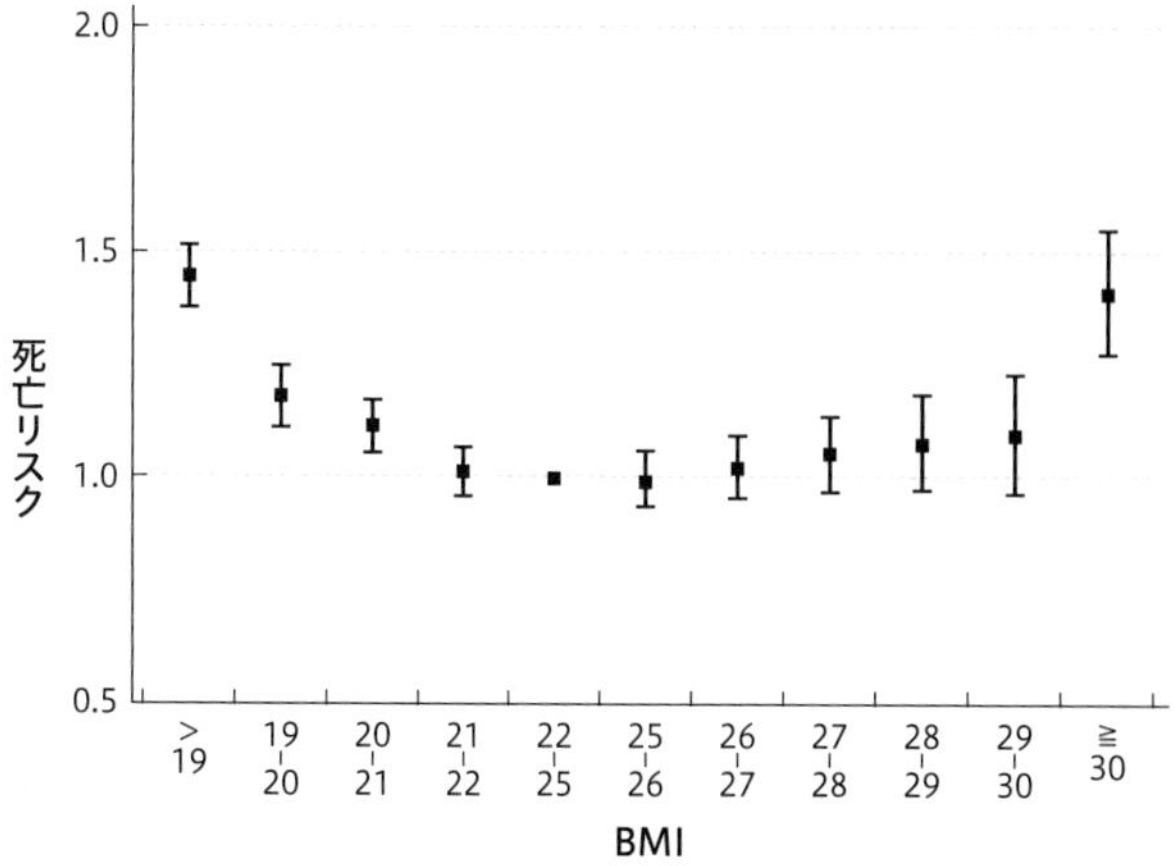

ぼくが体重をコントロールできているのは、バランスの取れた「シロさん飯」を食べつつ、ヘルスメーターで定期的に体重を観察しているからです。観察しているから、自分の食事が妥当な結果をもたらしているか否か、すぐ確認できます。

体型を保てる理由は、もう一つあります。ガチで走っているからです。

実際、真面目に走れば走るほど、体重は管理しやすくなります。もちろん、走ること自体がカロリーの消費になりますし、カロリーの燃焼を助ける筋肉量の維持もこれに寄与しているのかもしれません。前述の骨粗鬆症やサルコペニアの予防のためにも、屋外で、太陽の下で、走るのは大事です（＊37）。

ちなみにちなみにですが、屋外を走る分には、マスクも不要です（まじで）。

BMIの問題点

ＢＭＩは「おおまかには」健康指標としては役に立ちます。たとえば、ＢＭＩが5増えると、心臓の病気のリスクが増します（＊38）。

ただ、ＢＭＩについては批判もあります。

たとえば、筋肉隆々のがっちり体型の人は不健康ではありません。が、ＢＭＩは大きくなります。俳優のトム・クルーズなんかが、このタイプですね。一説によると、彼の身長は１７０センチ、体重は73キロの筋肉質で、ＢＭＩだと25・２６くらい。もう少し身長が低いのでは？　という説もあります。先の研究ですと、やや心臓病リスクが高まる、という話になるのですが、トムはそのカテゴリーには入らないとぼくは思います。

というわけで、ＢＭＩは役に立つっちゃ、立つんだけど、問題点もあるよってことです。

さて、ＢＭＩ20未満になると、ちょっと痩せすぎ。ぼくの身長だと、体重55キロ以下になると、ちょっとよくない。

というわけで、「痩せる」というのが健康に結びつくには、体重過多がある場合の限定的な指標です。痩せすぎは将来の骨粗鬆症やサルコペニアの遠因となる可能性もありますから、なんでも極端なのはよくありません。

テレビや映画に出ている女優さんなどは痩せすぎの方が多くて、健康面ではちょっと心配です。健康リスクをきちんと理解し、そのリスクを飲み込んだ上で、「それでも痩せたい」とおっしゃっているのであれば、まあ、それは仕方ないのでしょうが。

今後は、「痩せすぎた女優」さんが美のデフォルトにならない世の中が、より望ましいのかもしれません（痩せているのがダメ、と主張しているわけでもありません）。

美の基準を決定するのも、多様性の時代になるとよいなー、と思っています。

第6章　医療とコスト、健康とコスト

医学にも必要な「コスト」の視点

医学が進歩して、どのような生活習慣が健康に寄与し、どのような生活習慣が健康に悪影響を及ぼすのか、だいたい分かってきました。

ただ、そこには足りない視点もあると思います。

それは、コストです。本書で繰り返し述べているように、お金の話はとても大事なのです。なぜかというと、ものすごく高額なお金をかけないと健康になれないとしたら、それは裕福な方しか長生きできないことを意味してしまうからです。

すでに、海外では所得と平均余命の関係が研究されています。どのくらいの程度か？　については諸説ありますが、所得が多いほど長生きしやすい、というのは一般的に正しいようです（＊39）。

日本では国民皆保険制度があり、貧しい人でも医療へのアクセスがよいですから、健康格差はそれほど大きくはないかもしれません。

とはいえ、「生活習慣」による影響は、医療制度では担保できません。ここはちょっと注意が必要です。

そこで、「コスト効果の高い」生活習慣、が大事になります。

コスト効果の高い生活習慣——まずは禁煙から？

まず、健康に悪い生活習慣は、やめるのが一番手っ取り早いです。

特にインパクトが大きいのはタバコです。タバコをやめると、当然タバコ代は浮きます。で、浮いたお金は手元に残る。そして、健康利得が得られるのです。

禁煙すれば、性別や喫煙量、禁煙したときの年齢にもよりますが、だいたい4〜7年程度、平均余命が延びます。これはインパクトが大きいですね（＊40）。

なに？　平均余命が延びたら、その分、延びた時間の生活費がかさむじゃないかって？

ま、それはそのとおり。

ですから、ここでは「人生の総コスト」ではなく「健康で生きていくためのコスト」という考え方です。タバコをやめれば病気にならない可能性も高まり、寿命のみならず、健康なままで生きている時間そのものも延びる可能性は高まります。

ですから、以前は、健康増進のためにはパチンコ店などにも行かないほうがよい、とお伝えしてきました。パチンコ店って、煙でモクモク状態でしたから。

ただ、改正健康増進法が2020年4月から施行され、パチンコ店も原則、屋内禁煙となりました。これまでは「健康のためにはパチンコはやめましょう」と申し上げてきましたが、今後はそうじゃなくなるかもしれません。

もっとも、うちの近所のパチンコ店は、外で喫煙する人が多いので、周辺はタバコの煙が充満していますが。

酒には「適量」はない？

タバコ同様に、飲酒もやめればコストは下がり、健康利得は得られます。飲酒の場合は、アルコールの種類によってお値段の差が大きいので、どのくらいコストがカットできるかは、普段の飲酒にかけるお金の量に依存します。「外で」飲む方は、その分、余計にお金がかかるでしょうし、高い飲み屋ならさらにそうでしょう。

酒は百薬の長、酒は万病の元。相反することわざがあるように、お酒が体によいのか、悪いのかはいろいろな意見が出されてきました。

ただ、近年になって、飲酒には「適量」というものがなく、飲まなければ飲まないほど長生きしやすいことが分かってきました（＊41）。ただし、赤ワインではどうか？　といったような、特定の酒の種類ごとの、寿命への効果はまだ十分に研究されていません。

一説によると、赤ワインはポリフェノールが多いなどのアドバンテージがあり、同じ量の、別の種類のアルコール飲料を飲んだときに比べて、健康利得が多いのだそうです。ただし、現段階でこの仮説は十分に実証されたとはいえません。この話は拙著『ワインは毒か、薬か』（朝日新聞出版）で述べました。

まあ、日本では、ワインは総じてお値段が高めです（ピンキリですが）。２０１９年に日本と欧州連合（ＥＵ）との経済連携協定が発効して、ＥＵ加盟国産のワインの関税撤廃がなされました。やった！　これで欧州ワインは安くなる、と思いましたが、その後の円安で、その恩恵もなくなってしまうかもしれません（T_T）。

いずれにしても、他の酒類に比べれば、ワインはやはり割高感があります。仮に赤ワインによる健康増進効果があったとしても、さほどコスト効果の高い健康法だとはぼくは思いません。健康になりたければ、他にもっとお金の使い方はありそうなものです。

健康でいるためのコストと、人生を楽しむためのコスト

もちろん、これはあくまで「健康でいる」ためのコストという観点です。「人生を楽しむ」コストと考えれば、ワインに対する考え方は変わってきます。

ぼくもワインは好きで、日本ソムリエ協会公認のワインエキスパート・エクセレンス（以前の呼称はシニアワインエキスパート）です。

そんなわけで、うちのワインセラーには、あれやこれやのワインが入っており、ぼくの人生の中では、ワインに少なからずコストをかけてきました。

が、これは「健康でいるためのコスト」ではなく、「人生を楽しむためのコスト」です。

このコストが、支払うに足るだけのコストかどうか。これは、価値観の問題といえるでしょう。

もし、純粋に「健康でいたい」「長寿でいたい」と希望するのならば、「生命リスクの高い趣味」などは全部やめてしまえば、コスト効果は高いです。

たとえば、ぼくは家族でちょっと山に登ったりするのが好きなのですが、登山は明らかに生命維持的にはリスクです。これをやめれば、靴とかカバンとか各種グッズのコストは浮きますし、登山している間の時間を仕事にあてたりすれば、もっとコスト効果は高いかもしれません。

しかしながら、こうしたやり方は一種のトレードオフですね。楽しみを失う代わりに、お金と健康という利得を得るという考え方です。間違った考え方とはいえませんが、「正しい」考え方とも断言できません。人の価値観はそれぞれですから。

よって、より「価値観」に寄り添ったコスト効果の高い健康法という考え方が必要になります。

それは、「健康利得を安上がりに得る」というものです。これこそが、ぼくが強くおすすめしたいものです。

健康利得を安上がりに得る――アーモンドは健康？　危険？

では、「健康利得を安上がりに得る」とはどういうことか。

それは、もっと分かりやすくいえば、「**より安い方法を選択して健康になろうぜ**」ということです。

たとえば、アーモンドを食べるとコレステロール値が下がる（厳密には、ＬＤＬといわれる「悪玉」コレステロール値が下がる）という研究はあります。このことはすでに述べました。

しかし、コレステロール値が高くない人が、わざわざアーモンドを食べる根拠はそれほど強くありません。

江崎グリコのホームページによると、日本のアーモンドはほとんどアメリカからの輸入で国産アーモンドはほぼありません（＊42）。

価格は、そのときどきの経済状況や、政治のあれこれ（米中関係とか）で変動します。が、おおむねアーモンドはお値段がお高めです。ですから、健康効果はあるんだけど、費用もそれ相応にかかる。今後の世界情勢次第では、さらに値上がりするかもしれません。

あと、アーモンドには、まれにアフラトキシンというカビが作る毒がついていることもあります。この毒には発がん性があります。

とはいえ、たとえばチョコレートに入っているアーモンドをちょっと食べる分には、発がん性など、ほとんど問題にはなりません。ただし、たくさん定期的に（毎日のように）食べていると、相対的なリスクが増していきます。

コーデックス委員会（消費者の健康の保護、食品の公正な貿易の確保等を目的として、１９６３年にＦＡＯおよびＷＨＯより設置された国際的な政府間機関であり、国際食品規格の策定などを行なっている）が定めるアーモンドなどのナッツ類の総アフラトキシンの最大基準値は、加工原料用で１キロあたり15マイクログラム、直接消費用でも１キロあたり10マイクログラムです（＊43）。

というわけで、特にコレステロール値が高くない人では、お値段がやや高めのアーモンドを、「健康のために」定期的に摂取するのは、コスト効果という観点からいえば、あまりオススメではありません。ひょっとしたら、健康によくない可能性すら、あります。

しかし、すでにコレステロール値が高い、コレステロール値を下げなければいけない、という人には、アーモンドを食べるのはいいアイデアかもしれません。でも、これもお値段との相談です。そして、長期的な摂取による発がんリスクとのトレードオフにもなります。

ちなみに、ぼくの場合は、お菓子を作るときに大量買いしたアーモンドの余りを使って、ときどきサラダなんかを作っています。まあ、数カ月に1回くらいでしょうか。

これくらいだと、アーモンドによる健康利益はまあ、ゼロといってもよいですが、逆にリスクもほぼゼロでしょう。

完璧な栄養食品「アボカド」と、あらゆるコスト

かつて、「完璧な栄養食」と呼ばれていた食材があります。アボカドです。アボガドではありませんよ（笑）。

アボカドには、ビタミン、ミネラル、抗酸化物質であるルテイン、不飽和脂肪酸、食物繊維など、体によいとされている物質が豊富に含まれています。だから、健康に対する意識高

い系の人たちは、積極的にアボカドを食べていました。

ところが、本稿執筆時点で、アボカドの値段は激上がりをしています。円安や、輸送に伴う原油の値上がりなどが原因だそうです。アボカドは体によい食品かもしれませんが、コスト効果という点では価値が下がってしまいました(＊44)。

さらに、環境の問題があります。アボカドはほとんどメキシコで作られていますが、この栽培にはものすごい量の水を消費するのです。1つ作るのに、70リットルの水を必要とするともいわれ、生産地の水不足の原因となっているそうです(＊45)。

生産地の環境や人々の暮らしを悪くしてまで、「体によい」食品を摂取するのは、さすがにエゴイスティックなのかもしれません。もちろん、水不足といえども「程度問題」ですから、たまにアボカドを食べる分には大きな問題はないと思いますが、毎日定期的に食べるのはやりすぎかもしれません。

このように、近年は、「体によいか」だけでなく、生産地の環境問題や現地の生産者たちの生活など、いろいろなことを考えねばなりません。難しいですね。

昔、『バナナと日本人』という岩波新書がベストセラーになったことがありました（鶴見良行著、1982年）。フィリピン産のバナナが安価で入手できる日本ですが、現地での安

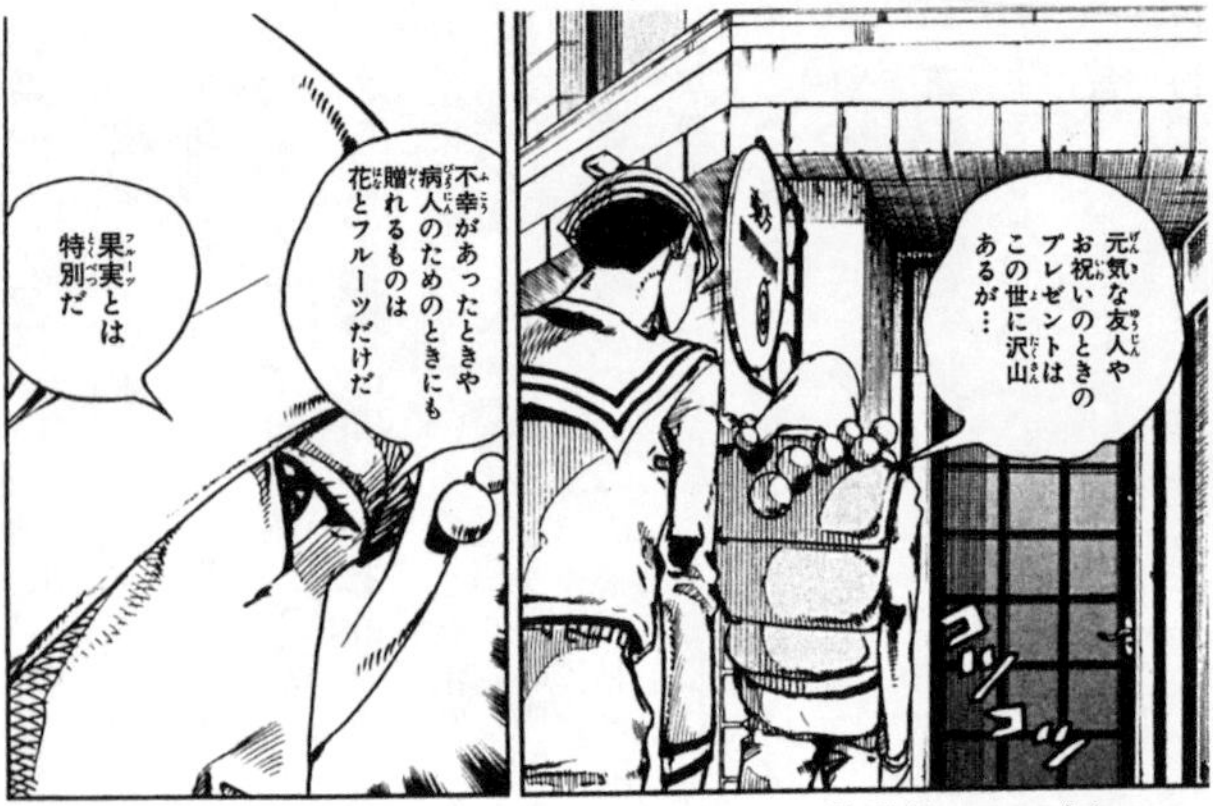

荒木飛呂彦『ジョジョリオン』第８巻より（集英社、2014年）

い労働力に依存しているからこそ、安いバナナを確保できていたわけです。

フィリピンのバナナ、といえば、忘れられない思い出があります。以前、ある国際的な感染症の調査でフィリピンのレイテ島に行ったことがありました。そのときのドライバーの実家がバナナ農園だったのですが、彼がぼくにこう言ったのです。

「日本に輸出するバナナは形がすっと伸びていなければならず、ひん曲がったバナナは輸出できない。中の味は同じなのに、変な話だ」

日本では、フルーツはお見舞いやお祝いに用います。荒木飛呂彦の漫画『ジョジョリオン』にも描かれていましたが、日本ではフルーツは「特別」なのです。

そういう特別感があるフルーツだからこそ、「形のよさ」が重視されたりするわけですが、「フルーツなんて味がよければいいじゃない」という考え方だってあるでしょう。見た目、形を気にして、形の悪いフルーツは買わない、というのは、食品ロスが大問題となっている現在において、ちょっと問題なのかもしれません。

ぼく自身は、形などは全然気にしないので、スーパーで曲がった野菜や果物が「わけあり」などといって安く売っているのを見ると、すぐに買ってしまいます。

形のよくない食材は売れにくい、という現象は、日本だけのものではないようです。持続可能な食物提供システムを研究しているジェシカ・ファンゾ（前出）も「美しくない食材」をもっと受け入れるよう、提言しています。

倉田よしみの漫画『新・味いちもんめ』でも、似たようなエピソードが紹介されています。野菜づくりを営む登場人物が、日本の料理人は野菜の大きさを揃えろだの形がよくないだのと文句を言う、と憤るのです。

たしかに和食は、盛り付けの美しさが命、という側面もあるので、そういう気持ちも分かります。でも、少なくともぼくらみたいな一般人が家庭料理を作る分には、野菜や果物の大きさや形なんかは、どうだっていいんじゃないか？　と思ったりするのです。

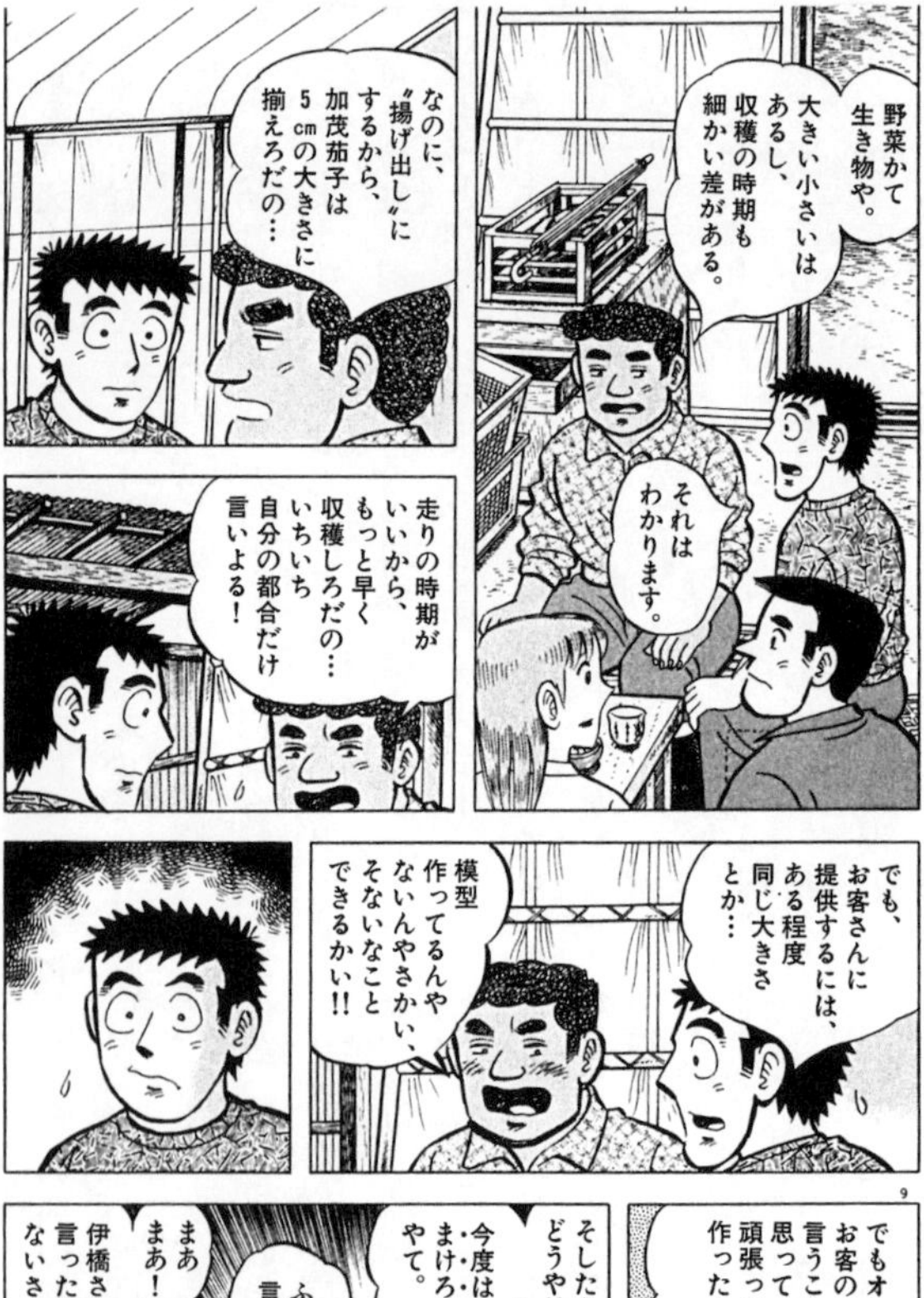
野菜かて生き物や。
大きい小さいはあるし、収穫の時期も細かい差がある。
それはわかります。
なのに、"揚げ出し"にするから、加茂茄子は5cmの大きさに揃えろだの…
走りの時期がいいから、もっと早く収穫しろだの…いちいち自分の都合だけ言いよる！
でも、お客さんに提供するには、ある程度同じ大きさとか…
模型作ってるんやないんやさかい、そないなことできるかい!!
でもオレは、お客の言うことや思って頑張って作ったんや。
そしたらどうや!!
今度は・・まけろやて。
ふざけるな言うねん!!
まあまあ！
伊橋さんが言ったわけじゃないさかいに…

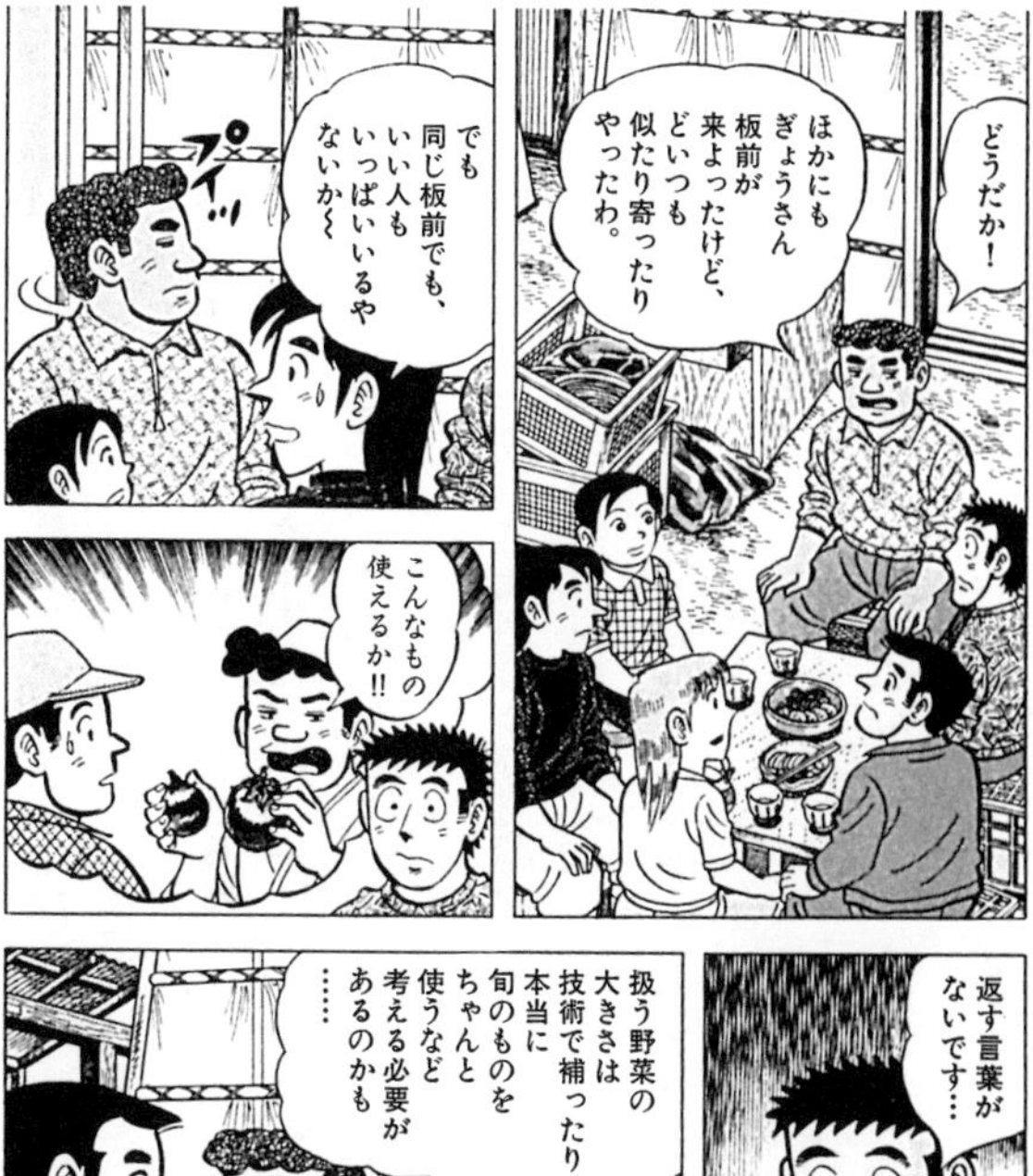

画・倉田よしみ、原案・あべ善太、シナリオ協力・福田幸江
『新・味いちもんめ』第13巻より（小学館、2004年）

有機農業は健康コストがよいか

有機農業のことを、英語では「organic farming」といいます。だから、日本でも「オーガニック」などといいますよね。

農林水産省によると、「有機農業」とは、

①化学的に合成された肥料及び農薬を使用しない
②遺伝子組換え技術を利用しない
③農業生産に由来する環境への負荷をできる限り低減する

このような農業生産の方法を用いて行なわれる農業なのだそうです。遺伝子組み換え技術についてはここでは言及しません。が、化学肥料や農薬を使用しない「有機農業」が、健康に「どのくらい」資するものなんでしょうか。

ちなみに、「農薬」とはなにかというと、農林水産省によれば、

> 農薬取締法では、「農薬」とは、「農作物（樹木及び農林産物を含む。以下「農作物等」という。）を害する菌、線虫、だに、昆虫、ねずみ、草その他の動植物又はウイルス（以下「病害虫」と総称する。）の防除に用いられる殺菌剤、殺虫剤、除草剤その他の薬剤（その薬剤を原料又は材料として使用した資材で当該防除に用いられるもののうち政令で定めるものを含む。）及び農作物等の生理機能の増進又は抑制に用いられる成長促進剤、発芽抑制剤その他の薬剤をいう。」とされ、また農作物等の病害虫を防除するための「天敵」も農薬とみなす。

だそうです（＊46）。分かりづらいですが、要するに「いろんなもの」を内包するのが農薬なのです。

有機農産物には、一般的な作物に比べていろいろな特徴があります。

たとえば、ポリフェノールのような抗酸化作用のある物質が多いこと、カドミウムのような毒性のある金属がより少ないこと、タンパク質などの栄養素がより多いこと、などが分か

っています。

畜産業にも「オーガニック」という概念があり、そうしたオーガニックな食肉や乳製品は、オメガ3脂肪酸などの健康によいとされる不飽和脂肪酸に富んでいるともいわれています（＊47）。

というわけで、野菜にせよ、肉や乳製品にせよ、「有機」「オーガニック」な製品のほうが、健康によりよい要素をより含んでいる食品である、と考えてよいとぼくは思います。

それが「どのくらい」健康に寄与するか

問題は、それが「どのくらい」人の健康に寄与するか、です。

「どのくらい」はとても大事な概念です。いわゆる「程度問題」です。これをぼくは、よく「エフェクト・サイズ（effect size）」という英語を使って表現しています。

たとえば、背が高くなるシークレット・シューズがあったとしましょう。ぼくのような身長がやや残念な人には、ちょっと羨ましい製品です。シークレット・シューズを履くと、踵《かかと》が高くなる分、身長は高く見えます。

しかし、個々で問題になるのは「高く見えるか／否か」の「イエス・ノー問題」ではありません。「どのくらい」高くなるか、です。

仮にシューズを履いて、12センチ身長が伸びたとしましょう。こりゃ、すごい身長の伸びですね。その効果は抜群なように思えます。歩くの大変そうだけど。

しかし、ここに別のシークレット・シューズがあり、身長が２センチしか伸びなかったとしたらどうでしょう。ま、現実世界では、「ふつうの靴」であっても２センチくらい踵が上がりそうなので、ここでは非現実的な想定問答になってしまいますけれども（すみません）。

たった２センチしか伸びないんだったら、ぱっと見ではほとんど背が伸びた印象は得られませんね。「どのくらい」という観点からいえば、効果はゼロか、限りなくゼロに近いものではないでしょうか。

というわけで、シークレット・シューズの効果を吟味するときには、「背が伸びるか／否か」というイエス・ノークエスチョンではいけません。

イエス・ノークエスチョンとは、「０か１かのデジタルな命題」と言い換えてもいいでしょう。そうではなく、「どのくらい背が伸びるか」のエフェクト・サイズが大事なのです。背が伸びるのは、２センチなのか、12センチなのか。その程度によって、シークレット・

シューズのもたらす価値が大きく変化します。

一般に、イエスかノーか、のデジタルな（分節した）命題よりも、「どのくらい」か、というアナログな（連続した）命題のほうが、より高い知性を要します。黒なのか、白なのか、ではなく「どの程度グレーなのか」という命題です。

ちなみに、アナログ（analog）はギリシア語の「analogos（調和した）」という言葉が語源だそうです。英語の「analogous」も「似ている」という意味ですね（『小学館ランダムハウス英和大辞典』第2版・iOS版アプリより）。連続的な変化量を指す単語です。

一方のデジタル（digital）は、ラテン語の「digitus（指）」が語源です。指で数を数えるからですね。「指を1・7本」という数え方はしませんから、不連続な整数がイメージできます。

健康に関しても、「健康によい」「悪い」ではなく、「どのくらいよいのか」「どの程度悪いのか」という程度問題＝アナログな問題、として認識しなければなりません。

有機農法による利得の大きさは？

さらに、ここにコストという観点がついてきます。

いくら12センチも背が伸びたとしても、その靴が20万円もする高額な靴だとしたら、どうでしょう。

まあ、「お金の価値」は一人ひとりの捉え方次第なので、「12センチも背が伸びるなら、20万円払うよ！」という価値観も決して否定はしません。「金も要らなきゃ、女も要らぬ、あたしゃも少し背がほしい」ってギャグもあったくらいですからね。

でも、ぼくなら20万円あるなら、せっかくなので別の使い方をするかな。それはそれとして、も少し背は欲しいですが。

で、２センチ伸びるちょっとイマイチなシークレット・シューズが３千円だったら、どうでしょう。いろいろ、悩んできませんか？

ここでのシークレット・シューズの議論。がんをめったに見つけてくれず、見逃しもあり、かつ誤認も多いＰＥＴ検診（繰り返しますが、病人に対するＰＥＴは必ずしも悪くはありません、念のため）が10万円もするのは、さすがにコスト効果なさすぎだろ、というのと考え方は同じです。

では、有機農法はどうか。

有機農法は、たしかに、生産物のオメガ脂肪酸や金属や、そういう「内容物の微細な改善」には寄与してくれています。

しかし、ざっくりと人間を健康にしてくれる、というデータはあまりないのです。特に質の高いデータについては皆無といってよい（前掲論文）。

なかには「オーガニックな食材を食べると肥満が減る」といった研究もあるのですが、そもそもオーガニック・フードに傾倒している人は、健康意識が高くて食事にも気を使い、運動も定期的に行なっている「意識高い系」の人が多いために、本当にオーガニック食品そのものが体重減少に寄与しているとは断言できない。

有機食品ががんを減らしてくれる可能性を示した研究が、最近発表されました。フランスの成人を対象として、７年程度観察した研究です。この結果、有機農法でざっくり、がんになる人が約０・６％減りますよ、という研究です（＊48）。

この０・６％のことを、専門用語で「絶対リスク」といいます。つまり、１０００人ががんになるような集団を、９９４人ががんになるところまでリスクを減らしてくれますよ、というときに、「絶対リスクが０・６％減る」という言い方をします。

このような有機食品の利益を、大きいと見るか、小さいと見るか。まあ、個々人によって考え方は違うでしょう。いずれにしても、この研究でも「意識高い系で、健康な生活習慣を持っていて、よってより健康になっている可能性の高い人たちのほうが、有機食品をたくさん食べやすい」というバイアスは完全には排除できていません。

したがって、「有機食品を食べるとがんになりにくい」とは完全には結論付けられませんし、仮にがんになりにくいとしても、「がんにならない人」になるのではなく、「比較的がんになりにくい人」になるのかな、って感じです。

で、「どのくらい」がんになりにくい人になるかっていうと、まあその程度はさほど大きくはない。

有機農法のリスクとコスト

でも、化学肥料も使わない、農薬も使わない有機食品は、健康に害になる可能性は小さいように思います。

厳密にいえば、有機農法は、寄生虫感染のリスクは高まる可能性はありますが。そもそも、昔は化学肥料とか農薬（殺虫剤など）はなかったので、みんな「有機農法」だったのですが、その分、多くの人が回虫症とか肝蛭《かんてつ》症といった寄生虫感染に苦しんでいました。

寄生虫感染だけではありません。有機農法には別のリスクがあります。

それは、コストです。労働コスト、つまり人を雇うための金銭面でのコストです。

島根のぼくの実家には、個人消費用のささやかな畑があります。化学肥料を使わない、農薬も使わない「有機農法」なのですが、そりゃ大変なわけです。草取りとか、虫取りとか。

ただでさえ、農業人口が激減している日本で、全国的に全面的に有機農法を展開するというのは、まあ、「無理筋」なわけです。有機農法は、全世界的に人気が高まっており、日本でも作付面積は少しずつ増えているそうですが、それでも全耕地面積の0・5％しか占めていません（＊49）。

それでなくても、「働き方改革」で過酷な労働条件を緩和しようとしている現在、そして、農業人口が減少している現在に、「しんどい」有機農法を全国的に展開して、国民の健康を増進させるのは、非現実的な目標ってことです。

石川雅之さんの『もやしもん』がこれを非常に分かりやすく描写しています。完全無農薬で野菜を育てるために、野菜の購入者に雑草の手抜き作業を手伝ってもらったところ、あまりの大変さに「こんな辛いなら、農薬で除草すればいいのに」。農家の心を折る一言です。

条件の厳しいなかでも、有機農法がそれなりに成立するには、それを担保する収益が必要

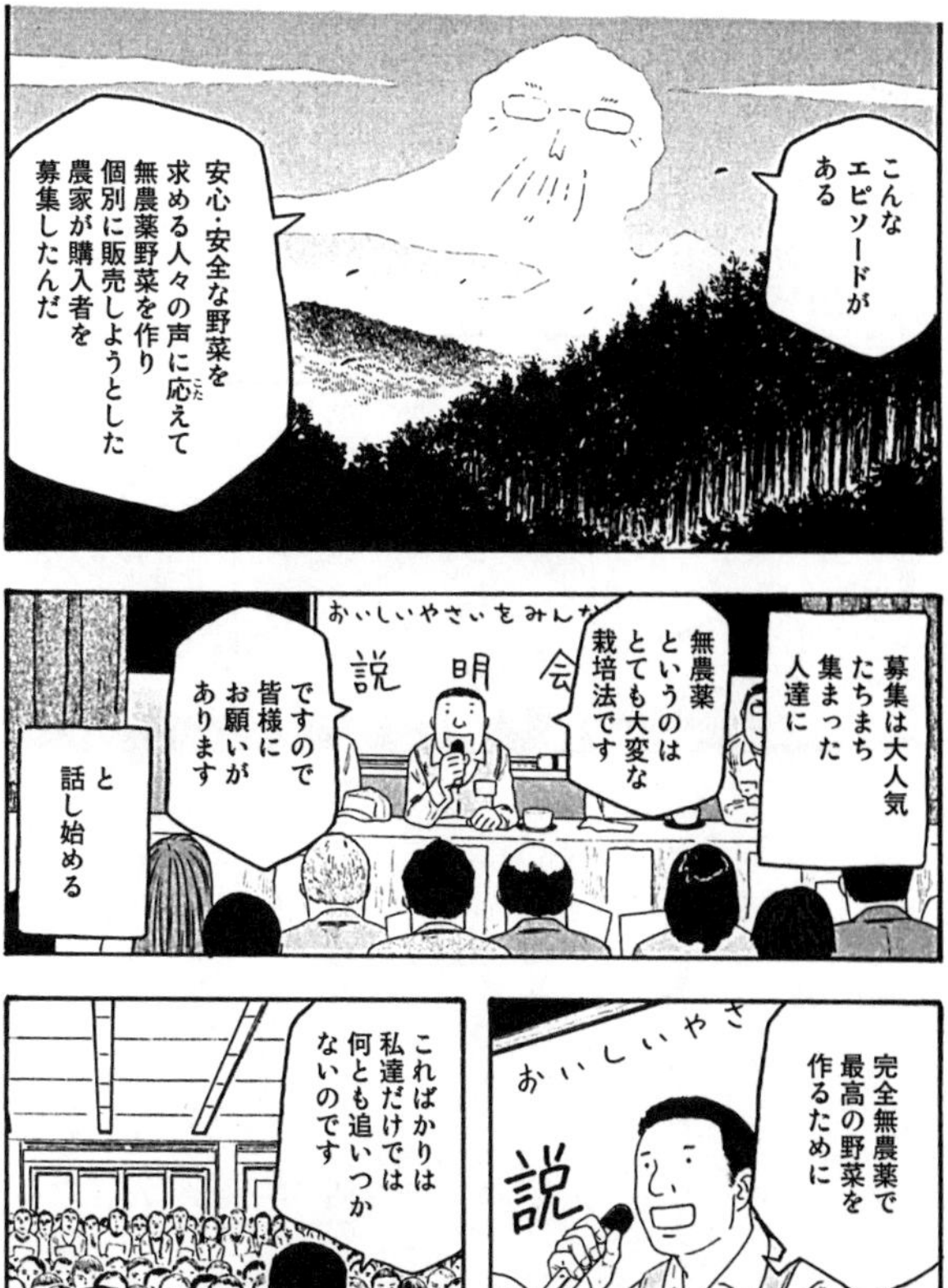

石川雅之『もやしもん』第9巻より（講談社、2010年）

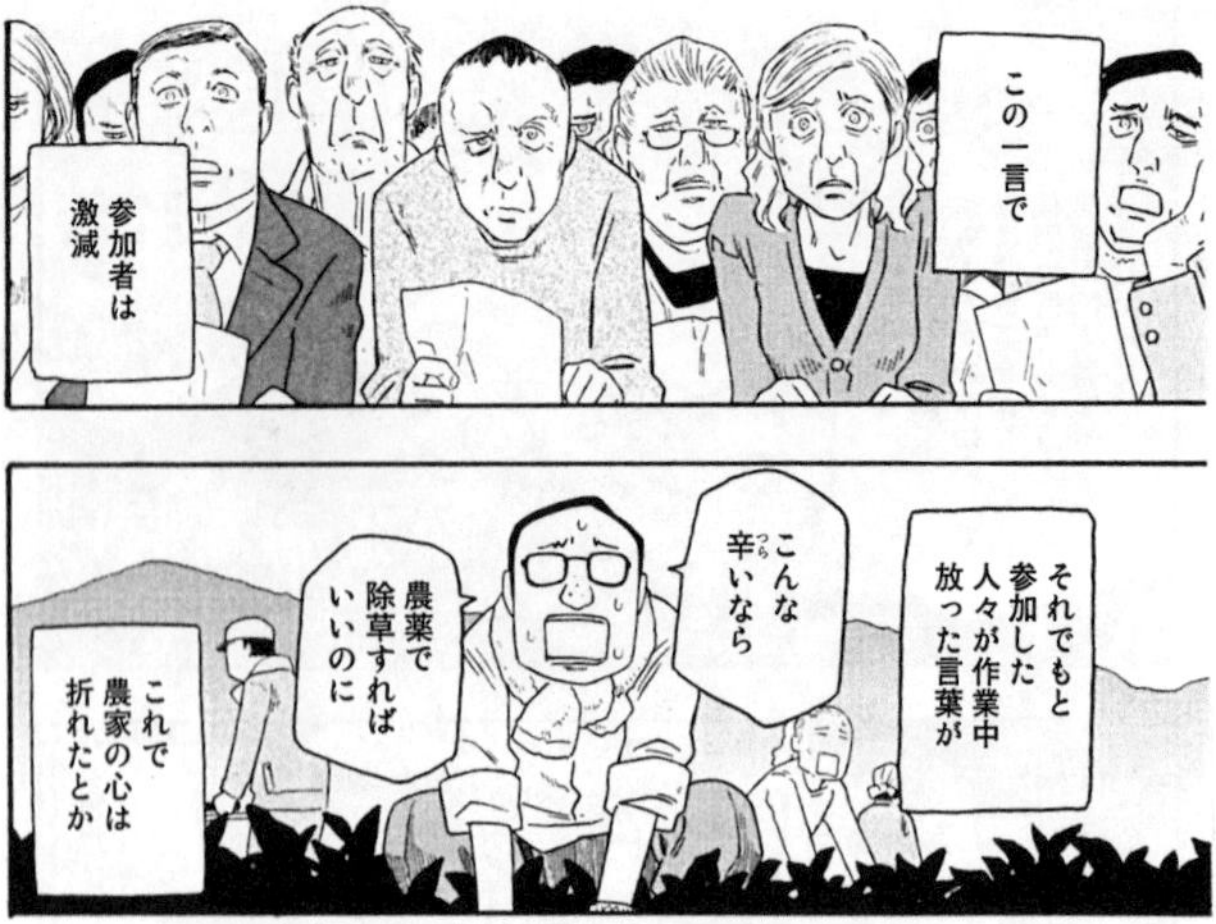

同前『もやしもん』第9巻より

です。

幸い、「オーガニック」食品を扱う専門店が日本にはたくさんあり、そういう店ではオーガニックな食品を入手できます。

しかし、オーガニックにはコストがかかる。おおむねそういう店の商品は、スーパーで売っている食材よりも高額なのですが、「高くてもよいものを買いたい」という消費者のニーズに支えられ、ビジネスとしては成立するわけです。

有機農法は健康に（ちょっとは）寄与するかもしれない。しかし、日本の人口動態や労働環境を考えると、全国的に有機農法を展開するのは現実的ではありません。

そして、わずかな作付面積でなされた有機

農法による食品は、生産コストが高いゆえに高額になります。わずかな食品が高額で取引されるため、有機食品は端的には「金持ちでないと得られない贅沢な食品」ということになるわけです、必然的に。

しかし、心配しなくても大丈夫。前述のように、有機食品によって得られる健康利得は極めて限定的です。

たしかに、栄養的には優れ、毒性のある農薬残留はないでしょう。が、逆に寄生虫感染のリスクは増しますし、そもそも加算的に得られる栄養利益がもたらす健康——心臓の病気が減るとか、がんが減るとか、死なないとか——といった臨床的エビデンスはないか、あっても極めて限定的です。

その高コストな性質を考えると、有機食品で健康になるという方法は、必ずしも「コスト効果が高くない」。いや、どうせならお金を他に回して、もっと楽しく、そこそこ健康に生きる、という生き方のほうが、ずっとおトクなのかもしれない。

なによりも、有機農法の日本における小さなマーケットを考えると、有機農法じゃない食品で健康を維持するほうが、ほとんどの日本人にとって「より現実的な」対応策だともいえます。

日本の野菜や果物は「かなり大丈夫」

それにですね、有機農法の考え方においても、「０か１か」のデジタル思考をしてはいけないんです。

前述のように、有機農法は「化学肥料や農薬を使用しない」農法です。つまりは、「０か１か」「使用するか、しないか」のデジタルな定義がなされています。

しかし、そもそも日本では、化学肥料や農薬の使用量が減っています。１９９０年のデータに比べると、２０１１年の段階で、日本での化学肥料と農薬の使用量はだいぶ減っています（**資料10**）。

たしかに、昔のような化学肥料べったり、農薬どっちゃりな農産物だと、健康懸念は大きいかもしれません。しかし、化学肥料も農薬も控えめな農作物なら、化学肥料や農薬の健康被害は相対的には目減りしていきます。

かつて、日本は「世界で一番農薬を使っている国」と揶揄《やゆ》、批判されていたことがあります。しかし、ＦＡＯ（国連食糧農業機関）によると、１９９０年の段階で、日本の殺虫剤使

資料10　単位面積あたりの化学肥料需要量、農薬出荷量の推移

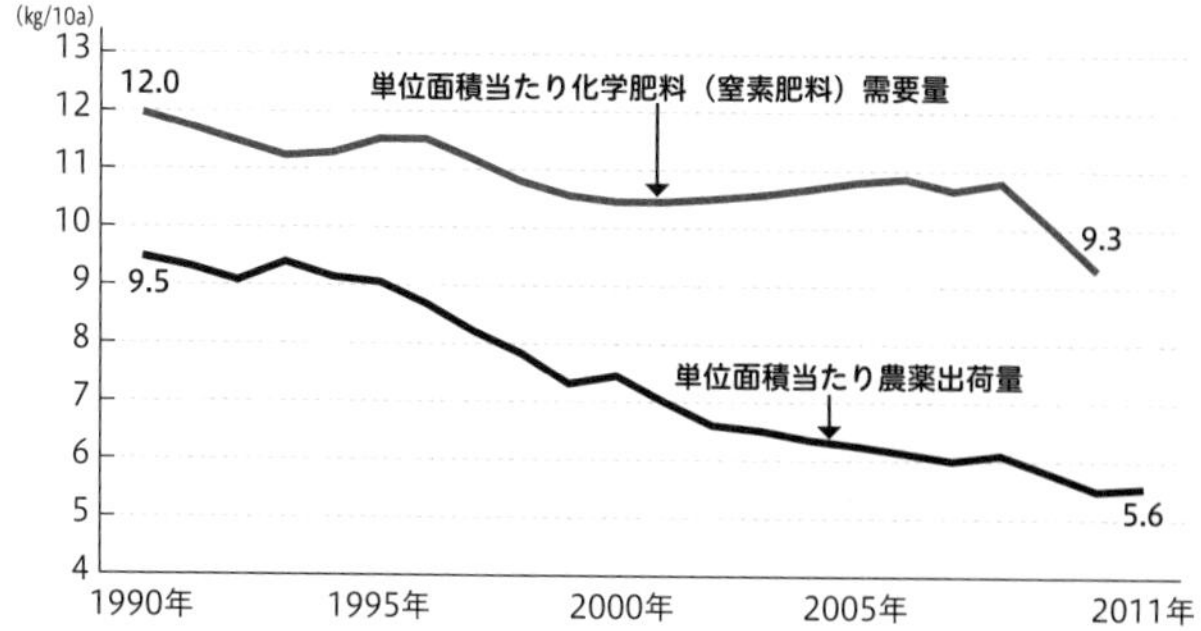

［注］農薬出荷量は農薬年度（前年10月～当該年9月）、窒素肥料需要量は肥料年度（当該年7月～翌年６月）。単位面積当たり化学肥料（窒素肥料）需要量は、前年度の肥料需要量／当年度の作付延べ面積の３カ年移動平均。

出所：農林水産省「耕地及び作付面積統計」、農林統計協会「ポケット肥料要覧」、（財）日本植物防疫協会「農薬要覧」を基に農林水産省で作成。

用量は「世界一」ではなかったですし、２０１６年の段階では上位にすら位置していません。

　日本の農業にもいろいろ問題はありますが、少なくとも「有機農業」という観点からは、現状は改善途上なのです。現在の日本で作られている、より少ない化学肥料、より少ない農薬で作った農作物の健康リスクは、相対的にはだんだん有機農業のそれに近づいていっているのです。

　スーパーで売っている野菜や果物を忌み嫌う必要はありません。安価で、それなりに安全で美味しい食べ物が手軽に手に入る。この事実を、我々は「有機農業か、否か」というデジタルな思考法ではなく、「どのくらい」

というアナログな思考方法で正確にリスクを認識し、「かなり大丈夫」な食品の恩恵を享受すればよいのです。

ところでですねえ、オーガニックな食べ物って、めっちゃ美味しいんですよ！（笑）。

うちの実家からときどき野菜を送ってもらってるんですけど、前述のように、うちの実家は完全無農薬です。じつにジューシーで美味しい。毎日食べられなくてもいいけど、たまにはこの美味しさを楽しみたいものです。

ぼくは有機農法のメリットは、ここにこそあると思っています。

年に何度かの記念日に、夫婦で、美味しいレストランで食事をするのですが、そういうレストランで出てくるお野菜はたいてい「有機」です。そして、めっちゃ美味しい。じつに幸せな気持ちになれます。やっぱ、人生の目的は幸せになることだよなーって思います。

あと、「食材コストを下げる」のも、たまーにこういうよいレストランで散財するための節約だったりします。

単なる吝嗇《りんしょく》は人生を寂しくします。ぼくが『1秒もムダに生きない』（光文社新書）という本で、ムダな時間を全部カットして、豊かな時間を楽しむよう、提唱したのと同じですね。

人生で一番美味しかったグリルドチキン

そういえば、有機といえば、忘れられない食べ物があります。

それは、グリルドチキン。

これまでの人生で一番美味しかったグリルドチキンはですね、日本で食べたものでもアメリカで食べたものでも、中国で食べたものでもありません。

それは、シエラレオネ。西アフリカの小国にして最貧国の一つです。

貧しすぎる国、になると、化学肥料も農薬も買えないんです。

前掲のFAOのデータを見ても、殺虫剤を使っていない国ランキングのトップ10は、オーガニック食品に意識が高いヨーロッパ諸国ではありません。むしろ、

ラオス
マリ
ニジェール

パキスタン
タンザニア
コモロ連合
コンゴ
コートジボワール
東チモール
ウガンダ

なのです。

で、ぼくは２０１４年12月から１カ月くらい、当時猛威を奮っていたエボラ出血熱対策のためにシエラレオネに行っていました。派遣されたのは、ギニア国境付近にある奥地のコノという場所でした。

で、一日仕事を終えて宿舎に帰ってくると、宿舎のおばさんが料理を作ってくれるんです。

そのとき、最高だったのが、グリルドチキン。

なにしろ、放し飼いにしている元気いっぱいの鶏をその場で〆《しめ》て、炭火で焼いてくれるんですから（電気もガスもありませんから）。餌は天然に得られており、化学肥料も農薬も抗生物質もゼロ。味付けは塩だけです。このシンプルなグリルドチキンの、なんとも美味しかったこと。あの絶品は先進国では絶対に食べられませんね。

もちろん、有機農法の野菜もシエラレオネのグリルドチキンも、そうそう手に入るものではありません（特に後者は）。でも、たまに楽しむ分には、オーガニックはいいですよ。皆さん、シエラレオネ、行きたくなったでしょ。もっとも、あそこは長く続いた内戦の影響が色濃く残っていて、コノに行くにはボッコボッコになった道路を10時間以上ドライブする必要がありますが（大変だったんです。楽しい思い出は少し、しかない）。

「健康のため」には、有機農法にそんなにこだわる必要はないと申し上げてきましたが、それはもちろん、有機農法の価値を認めないとか、貶《おとし》めようという意図で申し上げているのではありません。

素晴らしい有機食品。お財布が許す範囲で、ときどきでいいですから、楽しむ気持ちも持ちたいものです。これも私たちの人生を少しだけ、しかし確実に豊かにしてくれますよ。

第7章 「シロさん式」食材選び——安くて最強な買い物術

コスト効果を高める食材購入法

というわけで、有機農法を使ったオーガニックな特別な食材でなくても、普通のスーパーで売っているふつうの食材で十分に健康は獲得できる、維持できることが分かりました。安心ですね。

では、次の課題は「そういう食材をいかに、コスト効果を最大化して購入するか」です。コスト効果は大事です。少ない出費で最大限の利得を得るのです。

さて、「ドルコスト平均法」という単語を聞いたことがありますか？
これは、金融系の専門用語です。株券や投資信託を購入するときの一つの戦略です。
つまり、同じ金融商品を、ある一定の金額分、定期的に購入するのです。
これが何を意味するのか？
同じ金額分、定期的に購入するということは、

・値段が安いときは、たくさん買う。
・値段が高いときは、ちょっとしか買わない。

ことを意味します。たとえば、毎月１万円、Ａ社の株を買い続けるドルコスト平均法をとったとしましょう。そうすると、

・Ａ社の株が１０００円のときは、その月には10株買えます。
・Ａ社の株が値上がりして２０００円になったときは、５株買えます。
・Ａ社の株が暴落して１００円になってしまったら、１００株買えます。

金融商品は、安く買って、高く売るのが基本です。最悪なのは、高く買って、安く売ってしまうことです。

残念ながら、人間というのは、そう合理的にはできていません。株価が上がっているときには「これからは株だ」と株を買いたがり、株が下がると「やばい、値下がりだよ」と売りたくなります。本当は逆にしなきゃいけないのにね。

で、ドルコスト平均法は、一定期間「同じ金額」を同じ商品の購入に使うわけで、相対的には値段が安いものを多く、値段が高いものはちょっとしか買わないというわけで、まあまあ合理的な投資の方法だってことです。

でも、よくよく考えてみたら、ドルコスト平均法はそんなに合理的というわけでもありません。だって、値段が高かったら、「少し買う」じゃなくて、「買わない」ほうが、より合理的だからです。

まあ、この方法は、投資のビギナーが、特に何もしないで「ぼーっとしながら」財産管理をするのには向いています。要するに、毎月同じ金額を同じ商品の購入に費やしているだけなので、一度契約を結んだら、あとは「なにもすることがない」からです。

自炊が基本、スーパーで買い物することが基本

さて、そこでスーパーでのお買い物です。
もういちど、本書で扱う「シロさん飯」の特徴を確認しておきましょう。

・ふつうのスーパーで安い食材を購入。高級食材、無農薬・オーガニックなど「こだわりの」食材にはこだわらない。
・自宅で自炊。
・食材が悪くならないよう冷蔵庫の「在庫」を丁寧に管理。
・1回の食事に、複数のおかずを調理。あるいは作り置きした料理を使い回す。
・献立のバリエーションが豊か。

さて、「シロさん飯」は自炊が基本です。自炊するためには、食材を購入しなければなりません。しかも、できるだけ安く購入したいわけです。コスト効果、大事ですから。

最近は、忙しい人のために、食材を定期的に届けてくれるサービスもあります。これはとても便利ですが、やや割高なのが問題です。デリバリーのコストがかかりますからね。

現在の日本では、労働力不足が深刻な問題で、宅配の配達員の給与も上げていく必要があります（彼らの労働環境も改善せねばならないのです！）。そうなると、当然、デリバリーの食材のお値段も、これからは上がっていくんじゃないかとぼくは予測します。

ですから、オススメなのは、スーパーで自分で買い物をすることです。

買い物のポイント①　特売品だけを買う

そのときに、何を買うか。

特売品だけ買うのです。これはまさに「シロさん」式。

シロさんは決して定価で食材を買いません（ケチだから）。その日の特売品を買い求めて、安く食費を浮かそうとします（ケチだから）。

特売品とは、文字どおり「割安の」商品です。まあ、なかにはあくどいスーパーもあって、たいした値下げもしていないのに、バーンとドデカく宣伝して、あたかも「安く売ってますよ」的なブラフ（はったり）だけかましているところもありますが。そういうスーパーは最初から相手にしない。

近所の、安くて、良心的で、美味しい食材を売ってくれるスーパーをいくつか物色しておきます。ぼくの家の近所だと、こういうスーパーが３、４カ所あります。そのときの気分とか、セールの有無とか、仕事場からの近さなんかで、こういうスーパーを使い分けます。

買い物のポイント②　グループ分けして買う

で、買い物のポイントその２。

果物、野菜、魚、肉、「その他」、の特売品という、５つのグループに分けて買う。

スーパーの構造にもよりますが、ぼくは、ほぼこのパターンでスーパーを回ります。果物の特売品、野菜の特売品、魚の特売品、肉の特売品、調味料や加工食品やお菓子など「その他」の特売品。

この５つのグループでバランスよく食材を購入すれば、「だいたい」健康によい食材を確保できます。ほら、地中海食やＤＡＳＨでもあったでしょ。果物、野菜、魚ですよ。

あと、ぼくはモッツァレッラチーズとかを買い足して、サラダにまぜて食べることが多いですね。

財産を増やす方法は、宝くじに当たるとか、莫大な遺産を相続するといった「まぐれ」を除けば、３つしかなかったのでした。それは、

①収入を増やす
②支出を減らす
③資産形成を適切に行なう

でしたね。スーパーの特売品を買うのはこの中の、

②支出を減らす

なんですねー。同じものを買うなら、安いほうがよいに決まっている。安いときに、安いものを買うのがよい。あったりまえの話ですが、他の「健康本」にはこんなこと、書いてあ

りません。コスト効果を完全に無視して、場合によっては高い商品をあなたに売りつけようとするからです、まじで。

旬のものが最強な理由

ときに、なぜスーパーの食材に安いものと高いものがあるかというと、

・供給過剰気味な商品は、値段が下がる
・供給希少なものは、値段が上がる

からです。特に、果物、野菜、魚の場合は、

旬のものは供給量が大きく値段が下がりやすい

という特徴があります。肉類や加工食品には、この傾向はあまりありませんから、単に

「セール」しているか否かだけがポイントになります。

そして大切なことですが、

旬のものは栄養価に富み、なにより美味しい可能性が高い

という特徴を持っています。春のタケノコやキャベツ、初夏のハモや穴子、秋のぶどう、桃、サンマ、冬のブリなどなど。

さらにいうならば、季節的に旬の食材は、その季節の気候に合った料理を提供してくれる可能性が高いです。

ちょうどこの項を書いているのは、梅雨の真っただ中の7月なのですが、スーパーでハモの骨切り後の切り身が安く売っていたので衝動買いしました。家で茹でて、梅肉とお醤油とで食べたら、その美味しいこと美味しいこと。これがまた、ジトッと蒸し暑い季節に合うんですよねー。よだれじゅるじゅる。

で、冬になったら、ぶり大根。安価なブリのアラと、安くなっている冬の大根を使って、あんなにコスパのよい料理はありません。しかもむっちゃ美味しい。日本酒がよく合う（↑

そこは関係ないだろ）。

加工食品でもやはり、季節性はあります。夏のそうめんとか、冬の鍋焼きうどんとか。そばや米も、新そば、新米の出る秋口が、一番美味しい時期ですよね。

このように、季節性を踏まえて、そのときどきの旬の食べ物は供給量が上がります。供給量が増えるので、当然値段は下がります。スーパーでも特売しやすくなります（供給量が多いから）。おまけに、その季節にピッタリ合っている。

コスト効果の高い買い物は、コスト効果の高い投資と考え方は同じです。合理的な投資は、

　安いときに買い、高いときに売る

です。合理的な買い物は、

　供給量が増加して安くなったものを買う

です。だから、とにかくスーパーに行ったら、「今日安くなってる特価品」で、特に「旬

で一番美味しくなっているもの」を中心に、「果物」「野菜」「魚」「肉」「その他」のジャンルで買い物をするのです。すると、

安くて
栄養価が高くて
美味しい

食材が入手できます。しかも、とてもバランスよく。

継続は力なり、でこの原則で買い物を続けていき、これを何年もやっていれば、かなりのコスト効果になります。

もともと安い食材もある

昔だったら、「卵」
今なら、「椎茸」

でしょうか。需要と供給の関係なので、供給量の多い食材は、値段は安いです。しかし値段そのものは、美味しさや栄養価に必ずしも比例しません。

椎茸と松茸は、お値段でいえばエラい違いです。

椎茸は安いし、美味しい。あまり失敗もしない。どれを買っても、たいてい美味しいです。そうではない食材もあります。たとえば、レタスなどは、スーパーや産地、季節などによって、味がずいぶん変わります。

庶民の味方、椎茸。大好物です。

椎茸の欠点は、あの独特の香りでしょうか。高級食材の松茸やポルチーニ同様、あの香りがいいんですけど、子どもなどでは苦手な場合も多いです。うちの上の娘も椎茸、嫌い。かくいうぼくも、子どものときは苦手だったな、椎茸。


「一日の食事のうちで、一番好きなのは朝食」

と公言しているのは、ご存じ、００７（ダブルオーセブン）こと、ジェームズ・ボンドです。イアン・フレミングの小説の主人公、英国ＭＩ６のスパイですが、現在では小説よりも映画のほうが有名ですよね。

ぼくは何を隠そう（隠してないけど）、ジェームズ・ボンド・ムービーの大ファンで、ブルーレイボックスも全作、揃えています。ただし、映画版では、原作にあるようなボンドの「朝食好き」はあまり強調されていません。どっちかというと、夜にガールフレンドとキャビアを食べながらボランジジェのシャンパンを飲んでいるシーン（だいたいは、ベッドの上で）のほうが多いです。

ちなみに、やはり原作では、ボンドの好みのシャンパンはボランジェではなく、「テタンジェ」なのですが、ボンド・ムービーではボランジェがスポンサーなので、こちらのワインが出てくることになっています。

車も原作のベントレーからアストンマーチンに、腕時計はロレックスからオメガになっている（ショーン・コネリーはロレックスを巻いてましたが）。さすがは英国、市場経済主義の原理原則に忠実なのです。

話を戻すと、ボンドは原作では、朝食をたっぷり食べるのが趣味で、昼食や夕食よりも好きだ、と述べています。

イギリスではもともと、朝食が豪華なのは有名で、「イングリッシュ・ブレックファースト」として知られています。ぼくもイギリスに1年くらい住んでいたのですが、概してしょぼい食事の多いイギリスで（失礼！）、朝食だけは豪華でした。

ボンドも伝統的な英国紳士と同じように、小説の中で、リッチで豪華な朝食を食べます。卵を3つ使ったスクランブルエッグとか、ベーコンとか、半パイントのオレンジジュースなんかを、ホテルのルームサービスに頼んだりしています（武藤哲郎「ジェームズ・ボンドと朝食」（＊50））。

典型的なイングリッシュ・ブレックファーストは、トースト、卵料理、ベーコン、ソーセージ、ベイクドビーンズ、トマトとマッシュルーム、に紅茶、みたいなものです。しかし、かなりボリュームも多いし、最近「健康に悪い」と悪名高い加工肉＝ベーコンやソーセージ、を使っています（後述）。美味しいかもしれないけれど、いかにも健康に悪そうです。

ただ、朝食を食べて一日を元気にスタートさせよう、というエネルギッシュなジェームズ・ボンドの生き方は、とても参考になります。ま、ボンドはヘビースモーカーで、ヘビードリンカーで、なによりも命を張ったスパイなんて仕事をしていますから、「健康」からはかけ離れた人物なんですけど。

朝の市場の楽しみ

というわけで、我々も朝食を食べてみましょう。

朝食は旅館のような和食でもいいですし、洋食でもいいです。なんなら中華風に、お粥なんかでもいいですし、お好みでよいと思います。

特に海外旅行に行ったときのぼくの楽しみは、「朝の市場」に行くことです。市場で新鮮な食材を買ったり、その場で料理してもらって食べたりするのが最高の幸せです。もっとも、この楽しみはコロナのせいで、ここ数年はまったくごぶさたですけどね。

ぼくは毎朝ジョギングをするのが趣味なのですが、外国に行ってもやはり走ります。起床時間は基本、午前5時。美しい朝の光を浴びながら、外国の風景の中を楽しくジョギングし、汗をかいて、シャワーを浴びてすっきりして、少し疲れた肉体をひきずって市場に行って美味しい朝食を食べたら、もうその一日は終わってしまったかのような達成感に満たされます。まだ午前7時だったりするのですが（笑）。

旅行のときは、現地のものを食べるのが一番楽しいですね。やはり魚介類が豊富な港街は、滞在先としては最高です。

今まで行った中で、特に印象に残っているのは、スペインのバルセロナ。あそこに巨大な市場があるのです。新鮮な魚介類を、その場で炒めてもらい、（朝から）白ワインと一緒にいただく、という、休日ならではの豪華なひとときが過ごせます。あー、また行きたいなー、バルセロナ。

果物は朝食で

さて、朝食の食材は、和洋中なんでもよいと申し上げましたが、特に加えるのをおすすめしたいのが、フルーツです。これは、旅行先で食べるのもよし、自宅で調理する場合も同様です。

フルーツジュースではありません。果物のまんまです。

フルーツジュースは、糖分、カロリー摂取の観点からは、健康によくないと考えられています。しかし、果物のまま食べると、繊維質などの影響で糖分の吸収が遅くなるのか、むしろ健康利益があることも分かっています。フルーツは糖分のみならず、ビタミンやミネラルが豊富ですから。

フルーツジュースを飲みすぎると糖尿病になりやすいですが、フルーツそのままで食べるとそんなことはなくて、むしろ心臓病などになりにくくなります(＊51)。

フルーツジュースとフルーツそのものは、同列には語れない。前者は健康に悪く、後者は健康にいいのです。このことが示唆する意味は大きいですね。つまり、「栄養素」だけで健康は語れないのです。

すでに、サプリメントが健康利益をもたらさない、という話をしました。ビタミンやミネラルは大事だけれど、それを抽出した錠剤を飲んでも健康にはなれない。

フルーツジュースにもフルーツにも、同じような栄養素が入っていますが、両者のもたらす健康への影響は真逆です。健康と食を語るとき、**「要素主義はご法度」**ということです。

そして、繊維が入っているだけで、同じ糖分でも、健康への影響が変わってくるのです。繊維があると、糖分の吸収が遅くなります。吸収の早い糖分と、遅い糖分では、同じ「糖分」でも健康への影響が変わってくるのです。

このことは、「茶色い炭水化物」と「白い炭水化物」の話でも、お伝えしましたね。ひとことで「糖質」とまとめてしまうのは無理があるのです。

糖質制限を主張している人の中には、果物やご飯を非難して、「このご飯には角砂糖○個分の糖質が入ってるんですよ！」みたいな「脅し」をかけてくる人がいます。ああいうのを見ると、「ご飯なんて怖くて食べられない！」となってしまいます。

でも、ご飯は角砂糖ではありません。フルーツがフルーツジュースでないのと同じように。よって、あのたとえは不適切なたとえ話だと思います。

旬のフルーツを毎朝のルーティンに入れる

さて、そんなわけで、果物はとても健康によく、健康食で名高い「地中海食」でも、フルーツはたくさん入っていて、おすすめなのです。

が、一般に、果物は摂取しづらい。

お昼に定食を食べるにしても、サンドイッチを食べるにしても、ラーメンを食べるにしても、そこで「果物」を食べるのは簡単ではありません。

夕食についても同様で、なかなか食べられない。特に晩酌をやる人は、果物を一緒に摂るのは難しいのではないでしょうか。なに？　ワインを飲むから大丈夫ですって？　フルーツジュースとフルーツを一緒にできないんだから、ワインと果物が同列に語れるわけないじゃないですか！（笑）。

しかし、朝食なら食べられる。和食でも洋食でも、果物は合わせやすい。

というわけで、ぼくは自宅でも旅行先でも、朝食に果物をほぼ必ず加えるようにしています。リンゴ、梨、ぶどう、オレンジ……まあ、メロンとかイチゴはお高いのでめったに出てきませんけど、とにかくスーパーで買ったフルーツをなにか切って出すのです。

自宅で炊事するならば、果物に野菜もほぼ必ず加えています。サラダにすることも多いですが、たとえば余ってクタクタになりかけたキャベツをオリーブオイルで炒めたり、スクランブルエッグにまぜたりもします。普通にキャベツを切っただけとか、ブロッコリを蒸しただけ、とかも出します。

朝ご飯で果物は食べやすい。ぼくは前述のようにジョギングをするので、のどが渇いていますから、みずみずしい果物がじつに美味しくて、バクバク食べてしまいます。

この項を書いているのは10月ですが、秋はフルーツの美味しい季節です。梨も美味しいし、ぶどうも美味しい。そうこうしているうちに、リンゴが送られてきました。そろそろリンゴも美味しくなる季節です。冬になったらみかんもいいですね。

というように、フルーツも季節に合わせて変化させていき、一番旬で、美味しくて、そして安いものを選びます。非常にコスト効果の高い選択方法です。そして、

朝食に入れる

……これをルーティン（約束事）に入れておけば、健康に必要な果物を十分に摂取できます。そこには規則性があるんだけど、季節によっていろいろ異なるものを食べるわけです。

「規則的な食事」を摂りつつ、「規則正しくない食事」にする

これが、持続可能で、健康になれて、おまけにお金もかからない食の健康法なのです。一見矛盾しているようですが、じつはそこには何の矛盾もないんですねー。

残念ながら、ジェームズ・ボンドの朝食は、必ずしも健康にはよくありません。でも、イングリッシュ・ブレックファースト、じつはめっちゃ美味しいので、ぼくはイギリスに行ったら必ず食べます（笑）。たまには食べたい、不健康な食事。そして、行きたし、イギリス。

いずれにしても、朝食を規則的に食べて、そこに果物を入れると、定期的に果物が摂れて、健康には寄与するでしょう。なにより、朝食を楽しむ習慣は、人生に新たな楽しみを加えてくれますよ!

(特に何も考えずに)支出を減らす——同時に得られる「多様性」

買い物に話を戻します。

「支出を減らす」

これは、ファイナンシャル・プランナーが必ず注目する、お金の管理の大事な要素ですが、銀行や証券会社やカード会社では、あまり教えてくれません(彼らは、むしろ「もっと借金しろ」「もっと買い物しろ」とそそのかすのが仕事ですから!)。

でも、1万円獲得するのも、1万円支出を減らすのも、資産形成における「1万円」という価値はまったく同じです。収入や資産管理と同様、支出についても、きっちり計画的に行なうことが大事なのです。

前述のように、スーパーで買い物をするとき、「特売品」に特化して買い物をしていれば、全体的な食材にかかる費用は安く抑えられます。

そして、そこには「多様性」が生じます。ここが肝心です。

なぜなら、「特売品」は日によって変わるからです。いつも同じ商品が同じ値段で安定しているとき、それは「特売品」とは呼びませんからね（あたりまえ！）。

ということはです。特売品に特化した買い物をしていれば、「いつもいろいろ異なる商品を購入する」ことを意味しています。

今日はレタスが安いから買う。別の日はアスパラガスが安いから買う。また別の日はかいわれ大根が安い。

というふうに、その日の特売品に特化した買い物をしていれば、特に何も考えなくても、食材の多様性は増していきます。

しかも、それは季節的な大きな変化ももたらすのです。

冬はレタスが高いのでまず買わないとか、初夏のサンマはまだまだお高いので買わない。まあ、最近は秋になってもサンマは高いままなのですが（T_T）。

こうした「合理的な買い物」を、特に何も考えることなく、可能にできるのです。この「特に何も考えなくてもできる」のがポイントです。苦労しなければできないことは、持続困難ですから。

本稿を書いている２０２２年5月には、玉ねぎが高騰しています。本来、玉ねぎは安価な野菜で、比較的保存もしやすく、多種多様な料理に使えるので、とても「使いやすい」野菜です。ミネラルや繊維質も豊富で、積極的に献立に取り入れたい野菜の一つです。が、今は高い。天候不順などの理由で、値段は平年の2倍以上になっています。こういうときは、たまねぎは買わないほうがよい。他の「もっと安い野菜」を目指すべきです。

食材の値段は、季節的、定期的な変動もありますが、このように不定期で、予測外な変動もしばしばあります。高額な食材を買うのはコスト効果上問題ですから、こうした情勢の変化、値段の変化に敏感になっておく必要があります。つまりは、「普段のお値段」を把握しておくことが大事ってことです。

いずれにしても、変動する食材価格を鑑《かんが》み、安価な食材に着目して購入していれば、特に意識していなくても、食材の多様性が確保できます。お金を基準に食材を買い、それが食材の多様性を生むのです。

食材の多様性は、健康の維持に非常に有用です。必要な栄養素を欠かすことなく摂るのに役に立ちますし、蓄積してはいけない体によくないものの「摂りすぎ」を自然に回避してくれます。

財産は分散してリスクをヘッジするように、食材もいろいろなものを食べてリスクをヘッジするのが合理的なのです。

そうそう、サンマが高くて買えない、という話をしましたが、高騰している食材は「量が希少」な特徴があります。よって、「安いものを優先して買う」という購買行為は、希少な食材を枯渇させない、という環境保護的効果もあります。

現在ですと、たとえばクロマグロ、あるいは鰻、それからサンマですね。漁獲量が極めて乏しいので、とても高騰しています。こういう食材は買わないのが一番です。

ましてや、「土用の丑の日」のような、平賀源内さんあたりがプロデュースしたイベントに乗っからないことも大事です。

そもそも、イベントに乗っかった食べ物は基本的に高額なので、我が家は土用の鰻にも恵方巻きにも無縁です。そもそも、鰻って秋からが旬なんですよ。ていうか、夏には鰻が売れないからこそ、平賀さんが「土用の丑の日」なんてイベントをプロデュースしたわけで……。

バレンタインのチョコも、うちの職場では全廃して、職場の女性の負担を減らすようにしています。同時にホワイトデーもなくなりました。

まあ、お正月のおせち料理とか、クリスマスケーキとかは、家族で楽しむ目的に合致していますから、外せませんけど。ここでも程度問題ですね。

でも、献立はどうするの？

しかし、です。特売品を適当に買っていても、今夜の献立が成立するでしょうか。

もちろん、ぼくだって「今夜の献立」を決めてから買い物することはあります。ぶり大根にしようと思えば、「ブリと大根」は欠かせません。どちらかを欠いたら「ぶり大根」ではない、「なにか別の料理」になってしまいます。

でも、どっちかというと、ぼくはスーパーで「安い食材」をさくさくカゴに入れながら、その食材ベースで献立を考えることが多いです。

「お、キャベツ安いな。あ、山芋も安い。これで豚バラ買って、今日はお好み焼きだ。我が家は関西人ばかりで粉物大好きなので、お好み焼き作っとけば誰も文句言わん！」みたいな感じです（実話です）。

ときに、うちは夫婦共働きで忙しいので、週に1回、よくて2回くらいしか買い物に行けません。けっこう週末とかも仕事が入ってますし。

ですので、買い物するときは伝統的なアメリカン、な感じで、どっちゃりたくさん買い込んで、買い物袋を４つ、５つ抱えて持って帰り、冷凍できるもの、冷凍すべきものは冷凍庫に入れて、１週間を過ごすという感じにしています。

まあ、これは別に真似する必要はありません。シロさんみたいに毎日、仕事帰りに、今夜の献立用の食材を調達したっていいのです。

さて、さすがに１週間分、特売品に特化した食材ばかり買ってるとですね……、

献立なんて思いつかねーよ！

な状態になります。ぼくは料理の素人で、有元葉子じゃないんだから。

ちなみに我が家は有元葉子さんレシピのファンで、うちには何冊も彼女の本が置いてあります。

でも、心配いりません。どんなに適当に食材を「特売品」に特化して買っても、なんとかなる方法はあるのです。

そう、それはクックパッド（笑）。

実際にはクックパッドじゃなくても、クラシルでもなんでもいいのですが、要するに、目の前にある食材をググればいいのです。

豚バラ、ナス、小松菜、レシピ

みたいに。たいていクックパッドが頭にやってくるのですが、とにかくこれで、まあまあ献立は見つかります。その中で気に入って、簡単に作れそうで、「俺でも作れそう」なものを選び、「レッツ・クック」に入るのです。

ちなみに、これは食材の入り口である「買い物」に際しても便利な方法ですが、「出口」についても有効です。つまり、

冷蔵庫の中で、そろそろやばくなり始めている食材

の処理に、とても役に立つのです。

ん、このほうれん草、ちょっとへたってきたな。このお豆腐、賞味期限切れてるやん（火を通せば大丈夫!!）。お、トマトもやばそうだな。

　ほうれん草、豆腐、トマト　レシピ

でググります。いやー、ネット社会は便利だー。

9月のちょっと秋めいてきた、しかしながらまだ、残暑厳しいある朝、ぼくは冷凍庫を眺めて、凍らしておいた、

　サーモンの切り身
　むきエビ

を出して、解凍しておきました。前の日は奥さんが牛すじとこんにゃくを使って、肉系の和食の晩ご飯でした。だから、その晩は魚系にしようと思ったのです。

その時点では、それ以上のアイデアはありません。

で、帰宅して冷蔵庫をごそごそしていると、

先日、圧力鍋で作った蒸し鶏の残りの鶏肉スープ
半分空いたコーン缶
少し切って残っている玉ねぎ
先日作った大量のミートソースの余り

が見つかりました。よしよし、と、

コーンと玉ねぎのチキンスープ

を作ります。これはあっという間にできる。スープを温めて玉ねぎを刻んで（小さくてクタクタしてないと小さい子どもは野菜食べてくれないから）コーン入れて、味を整えるだけ。

で、

ミートソース
とろけるチーズ
乾燥ラザニア

で、これは3段に並べてオーブンで焼くだけ。これで主食が一つできる。

もう一品。サーモンとむきエビ。サーモンは焼いても、ムニエルにしても美味しいけど、ちょっと工夫がない。

というわけで、クックパッド（笑）。

見つかったのが、エビとサーモンのホイル焼き。おっ。ちょっと秋らしくて美味しそう。

で、冷蔵庫をさらに探すと、

しめじ　１袋

が見つかりました。これで、バターと白ワインと（さっきの）玉ねぎと塩と（コショウは辛くて子どもが嫌いなので、割愛）サーモン、エビをアルミホイルでくるめば、ホイル焼きのできあがり。レシピにはレモンスライスと書いてあったけど、ないのでポ○カレモンで代用（笑）。

あ、バターが切れてた。バターはないのでマーガリンで代用。マーガリンはご存知のように健康にはよくないのですが、バターは高いし、マーガリンは安いし、まあ、たまにちょっと食べる分には全然、問題なし（まじで）。

食の安全は、継続性と長期性がポイントになります。たまに、短期的に食べる場合の健康被害は、ほとんどゼロと思っても大丈夫です。

うちにはオーブンが1つしかないので、ラザニアにこっちは使い、ホイル焼きはサボってフライパンの中で蒸して作りました。時間の節約は忙しい共働き夫婦にとって、必須のスキルです。

で、ぜーんぶ、できあがり。

無駄なロスを省くことによる経済効果

どちらかというと、うちの奥さんはレシピどおりに食事を作るのが好きで、買い物のときにも「献立」をイメージして食材を買います。ぼくは前述のとおり、献立をイメージしてから買い物をすることもありますが、どちらかというと「安い」「安くない」を根拠に、ひょいひょい食材を買い集めます。

仕事の関係で、ぼくだけが買い物をしたり、奥さんだけが買い物をしたり、ふたりで一緒に買い物をしたり。まあ、買い物の仕方は、週末の「お互いの忙しさ」に依存します。しかし、基本的に「１週間分がっつりの買い物で、安くて旬な食材」が中心になる点は変わりません。

奥さんはレシピどおりに作るのが好きなので（?）、余った食材にはあまり目もくれません。必然的に、「へたってきた食材」を処理するのは、もっぱらぼくの仕事となります。食材並べてググって、冷蔵庫スペースを確保し、ヘタリそうな食材を救済します。食べる、という形で。

この「へたってきた食材の有効活用」は、非常に重要な問題だとぼくは思っています。

経済効果は、たくさんのゲインを得ることのみではありません。無駄なロスを省くこともとても大切なのです。安い食材を買うのも大事だけど、無駄に食材を捨てない、食品ロスの回避、も、同様に重要ということです。

お金的に考えれば、収入だけでなく、支出もちゃんと考えなきゃ、ダメだってことです。

食の最大のリスクは「飢え」——食品ロスを回避するために

「食の健康」の議論というのは、根本的には少し贅沢な議論です。あっちのほうがより健康によい、こっちのほうが悪い、と論じたりしますが、それは「贅沢者の悩み」でして、今日や明日を生き延びることが「あたりまえ」な人たち、10年後、20年後も生きているだろう、と十分予見できる人たちが、長寿と健康を目指して議論するのです。

世界の多くの人たちは、そんな贅沢な悩みすら持てません。だって、「いま」飢えているんだから。

ユニセフ・アジア親善大使のアグネス・チャンさんは、１９９８年から海外訪問を毎年行なっています。２０１９年はアフリカ最貧国と言われるニジェールを訪問しています（＊52）。そこでは、５歳未満児のうち10人に４人は発育阻害の状態で、多くの人たちは週に３食しか食べることができません。

そう、本来は「飢え」こそが、食の最大のリスクなのです。食べないと死んでしまいますから。

食べている限り、人は（すぐには）死なない。その死ななさが、どんどん延長されて、健康長寿の議論になるのです。世界的にはいささか贅沢な命題が、我々のいう「食の健康」なのです。

で、そんなにたくさんの人が飢えている中で、日本ではたくさんの食材が捨てられている（食品ロス、あるいはフードロス）。これが日本における大きな問題、つまり「高い食材廃棄率」です。

消費者庁によると、日本の食品廃棄物は、年間およそ２３７２万トン、そのうち食べられるのに捨てられている、いわゆる「食品ロス」は、５２２万トンです。これは国連世界食糧計画（ＷＦＰ）の援助量４２０万トンの１・２倍以上ということになるそうです（＊53）。

食品ロスの半分は事業系廃棄物、そして半分は家庭から出ています。これらを減らすことは、地球環境を保全し、食料自給率が低い日本での食糧事情を安定化させ、そして世界で飢えている多くの人たちへの不遜な態度を改めるという意味でも、とても大事です。

いや、これは途上国の「困っている人」だけの問題ではありません。我々自身に降り掛かってくる問題でもあるのです。

もし、我々だけが「健康であればいい」という不遜な態度をとりつづけたとしましょう。そうやって、無駄に食料を廃棄し続けていたら、将来、日本や世界での食糧事情が劇的に悪化するかもしれません。そうなったら、我々自身が「飢え」に苦しむリスクすらあります(ない、という断定ができる人はいないでしょう)。

情けは人の為ならず。我々は長寿や健康を論ずる一方で、将来、あるいは我々の子どもたちの世代が「飢えない」ことにも配慮しなければならないのです。

サステイナビリティを無視した「健康」議論の驕り

つまり、地球環境や食料のサステイナビリティを無視した「健康」議論など、バカバカしくて、意味のない話だってことです。

たとえば、「外食」であっても、食料を無駄なく使う方法はあります。

これは英語圏で「ドギーバッグ」と呼ばれているもので、中国では「ダーバオ」と呼ばれている、「余った食事を持って帰る」プラクティスです。日本ではまだまだ普及度が低いですが、ぜひ推進したらよいと思います。

家で自炊するときは、とにかく作りすぎないことが大事ですし、残ったら次の日の朝食にするとか、昼の弁当にするとかして、なるだけ「捨てない」工夫が大事です。

ぼくもしくじって、食材をダメにしたり、料理をカビさせたりして捨てるときがあります。そういうときはとてもがっかりし、反省して、二度とそういうもったいないことはしないようにしよう、と改善を心に誓います。

間違ってはいけないのですが、「完食すること」が大事なのではありません。いまだに給食などで「完食するまで許さない」みたいな学校があるそうですが、これはほとんどいじめです。特定の食材が苦手な人は当然いますし、アレルギーなどで医学的に食べられない人もいるでしょう。あまりひどい偏食は問題ですが、かといって「何でも食べるべき」というのは、要らんおせっかいというものです。

であるならば、家庭ではそのような「食べられない食材」はできるだけ回避し、合理的に完食できるようなメニューと量に気を使えばよいのです。精神論で無理やり食べさせるのは合理的ではありませんし、それはそれで、食べ物や食材や、食材を作ってくれた人たちに失礼だとぼくは思います。

うちの奥さんは、パクチーの匂いが苦手で食べられません。だからうちでは、パクチーは絶対に買いませんし、もし外食で出てきたら、それを食べるのはぼくの仕事です。ちなみにぼくはパクチー大好き派で、パクチーサラダとかでもむしゃむしゃ食べちゃいます。

食べ物を捨てないこと、とっても大切ですよ。

飢餓の回避が根本問題

「健康になるための食事」というのは、「何を食べるか」「何を食べないか」の議論なのですが、じつはもっと深刻な問題は、ここまでにも述べてきたように、「食べられるか」なんです。食べられない、つまりは飢餓のリスクをヘッジできているか。

現在の日本では、飢餓は珍しい現象ですが、昔は少しも珍しいものではありませんでした。いや、世界に目を向けると、現在でも世界人口の９人に１人は飢餓状態にあるといわれています（＊54）。

人間は食べなければ生きていけません。絶食状態であれば、数週間、数カ月ともちません。逆に、「健康に悪い」食生活を送っていても、その悪影響が人の命を奪うのは、たいてい数年、数十年後です。

飢餓の回避こそが、人間がまずはやらねばならないことなのです。「健康によい食事」みたいなのは、飢餓を回避できている人に与えられた、もう少し贅沢な選択肢なのです。

日本で飢餓は珍しいといいましたが、ありえない現象ではありません。日本で問題なのは虐待による飢餓です。ときどき児童虐待や高齢者への虐待で、人が亡くなって報道されていますが、多くの虐待事例では、虐待者が被虐待者に十分な食事を与えていないために栄養不良となっています。ガリガリに痩せ衰えて、あるいはタンパク不足のために腹水が溜まってお腹だけ大きくなり、目の周りの脂肪がなくなって、目ばかりがギョロギョロとした飢餓の状態。

ときおり、「健康のために絶食」とか「断食健康法」などがネットや本で紹介されていますが、飢餓は不健康しか生みません。絶食した達成感や高揚感で、短期的な断食、不食は健康感を人にもたらすことはありますが、それはあくまでも短期的な断食に限ります。繰り返しますが、飢餓が健康をもたらすことはないのです。

動物実験では、間欠的な絶食で糖尿病や肥満が改善する、といった健康効果が示唆されたこともありました。しかし、最近の臨床研究で、このようなことはリアルワールドでの人では起きていないことが分かりました。絶食は健康をもたらさなかったのです（＊55）（＊56）。

飢餓、栄養失調の克服の先にある「マシな飽食」議論

古来、人間の食と健康は「不足との闘い」でした。その最たるものが「飢餓」でした。飢餓を回避しないと、健康云々以前に人の生存が脅かされます。ヴィクトール・Ｅ・フランクルの『夜と霧』では、ナチス・ドイツ時代のアウシュヴィッツなどの強制収容所の状況が描写されますが、そこでは食料の極端な制限のために、人は飢え、痩せ衰え、そして死んでいきます。

ＮＨＫの『映像の世紀』という素晴らしい番組のシリーズがあります。ナチス・ドイツに迫害された強制収容所の入所者が、戦後、収容所から解放される映像が紹介されています。骨と皮ばかりになってガリガリになった収容者の姿を見て、戦後のドイツ人たちは驚愕し、目を背けます。

飢餓を回避した人間たちが次に直面したのは、限定的な栄養不足でした。ビタミンＢ１不足による脚気《かっけ》、ビタミンＣ不足による壊血病、タンパク不足によるクワシオルコル（低タンパク栄養失調症）といった、「成分の不足」を原因とする病気に苦しんだのです。

特に脚気は、明治時代以降の日本で大流行しました。脚の運動がままならなくなり、酔っぱらいのようにフラフラになって倒れてしまうことから、「脚気」と名付けられたのです。

特に軍人にこの病気が多いのが特徴的でした。台湾出兵や日清、日露戦争の間、多くの兵士たちが脚気になり、歩けなくなり、その後、心臓の機能を失って死んでいったのでした。

当時、脚気の原因は分からなかったのですが、なにかの感染症ではないかと考えた森林太郎（森鷗外）たちと、栄養の問題ではないかと考えた高木《たかき》兼寛《かねひろ》たちの間で、激しい議論が起きました。結局は森たちの感染症説は間違いで、高木たちの栄養説が正しく、これは後に、ビタミンＢ１という、当時はその存在が知られていなかった物質の欠乏が原因だと分かりました。このあたりの事情については、拙著『サルバルサン戦記』（光文社新書）に詳しいので、興味のある方は参照してください。

このような、飢餓や栄養不足といった困難を乗り越えて、はじめて、次のステージの健康食、いわば「どのへんがマシな飽食か」といった議論が展開されるのです。しかし、そのインパクトは、飢餓や脚気とは比べ物にならないくらい緩やかなインパクトです。

健康を語る上で大切なのは、「どのくらいのインパクトがあるか」です。

「どのくらい」は、「統計学的に有意」かどうかよりも、はるかに大事な指標です。

食べ物をダメにしないために——賞味期限はお忘れなさい

賞味期限とは、農林水産省によると、「袋や容器を開けないままで、書かれた保存方法を守って保存していた場合に、この『年月日』まで、『品質が変わらずにおいしく食べられる期限』のこと」です(＊57)。

つまり、賞味期限を過ぎても、「食べられなく」なるわけではありません。

ときに、賞味期限の「味」とは主観です。主観的指標に、客観的な「賞味期限」という設定を行なっている時点で、じつはこのシステムはいささか失調しているのです。

だから、「賞味期限」を過ぎても美味しく食べられることは、しばしばあります。美味しいかどうかなんて、本来他人が決めることではありませんからね。

そう、賞味期限は自分で決めればいいのです。他人が決めた賞味期限にぼくたちが踊らされているというのは、いかに我々が「情報」でものごとを判断し、自分自身でものごとを判断できていないかを物語っています。

河合単・久部緑郎著の漫画『ラーメン発見伝』は、とても素晴らしいラーメン漫画ですが、

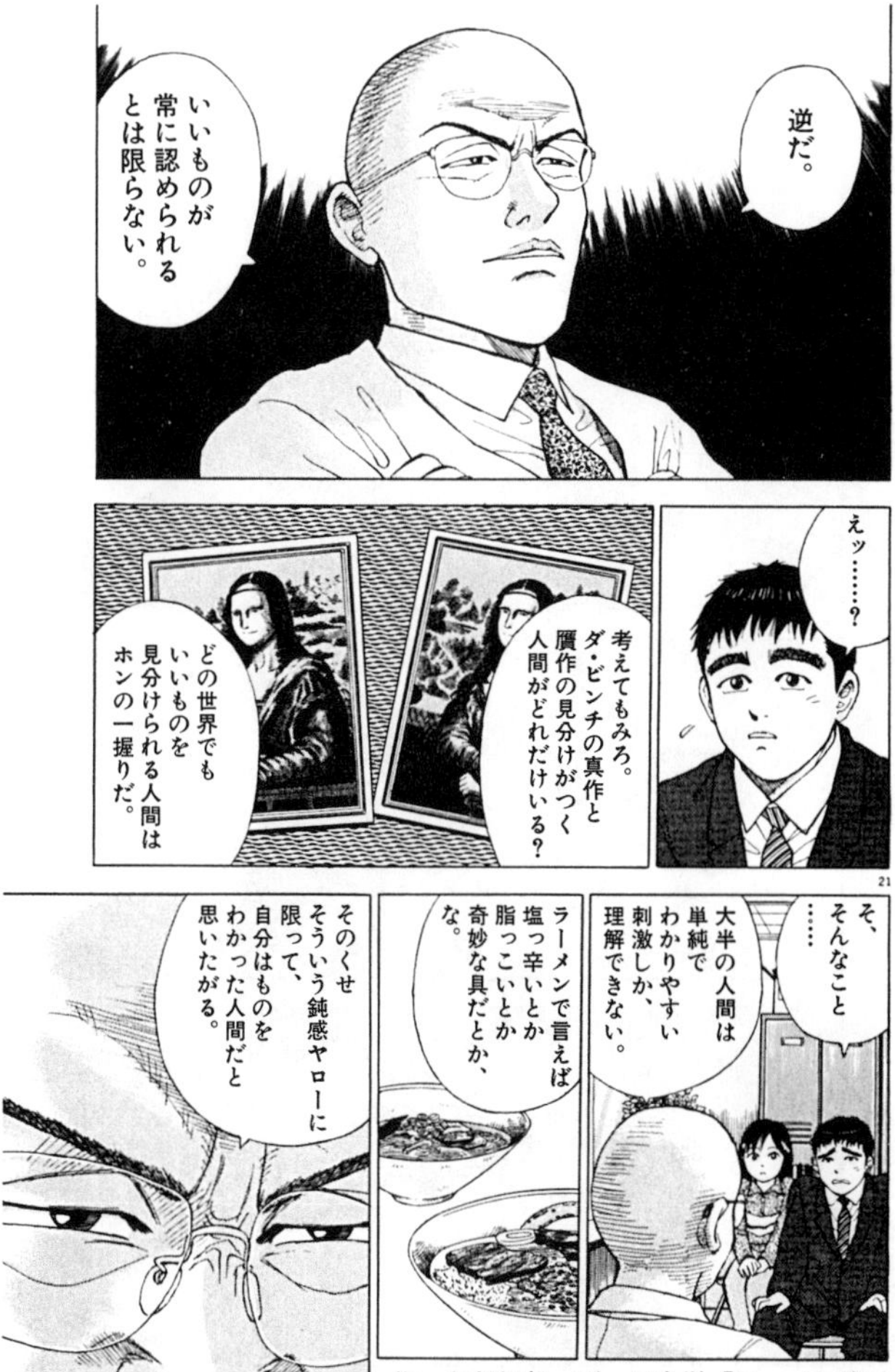

作・久部緑郎、画・河合単『ラーメン発見伝』第１巻より（小学館、2000 年）

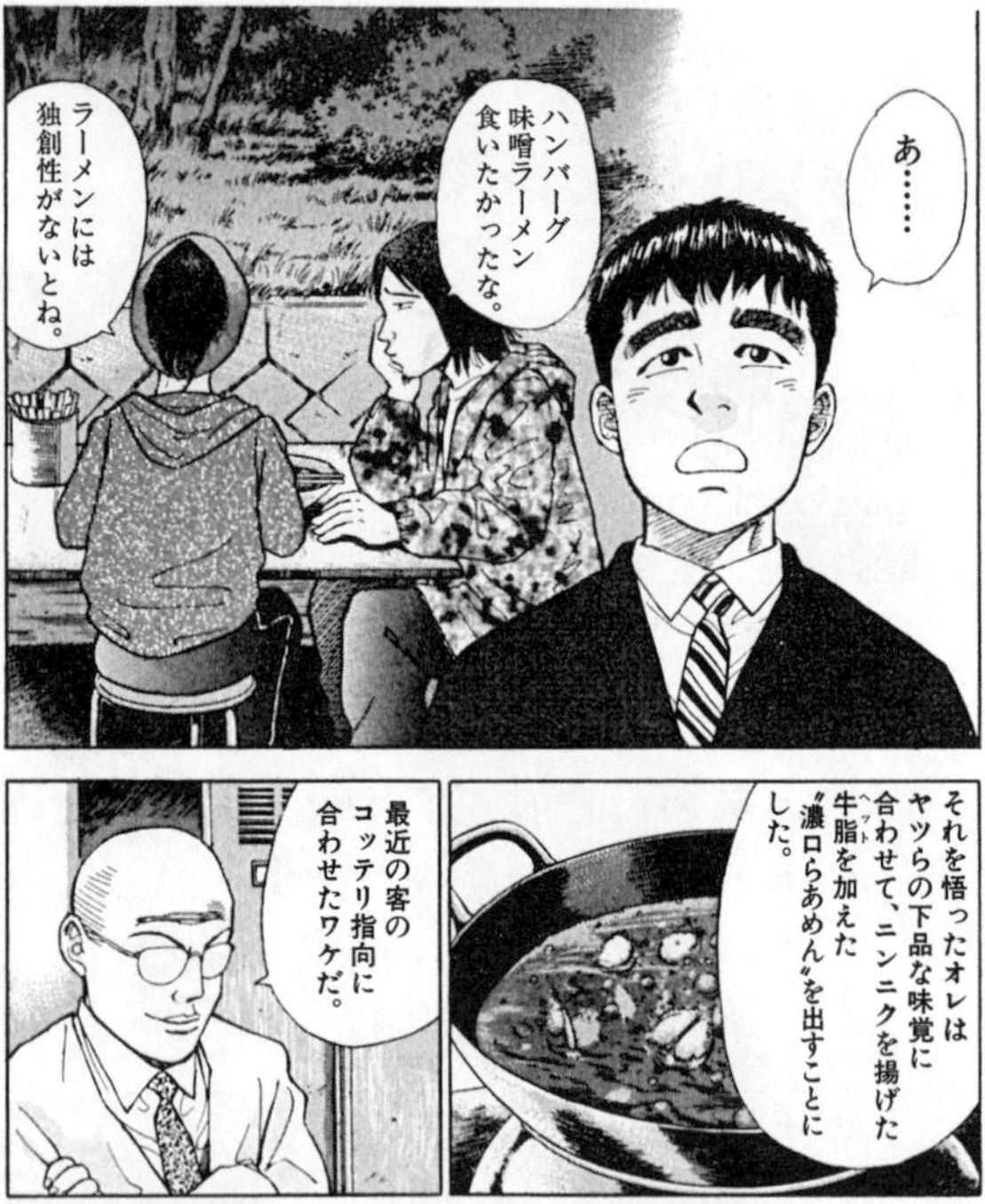

同前『ラーメン発見伝』第１巻より

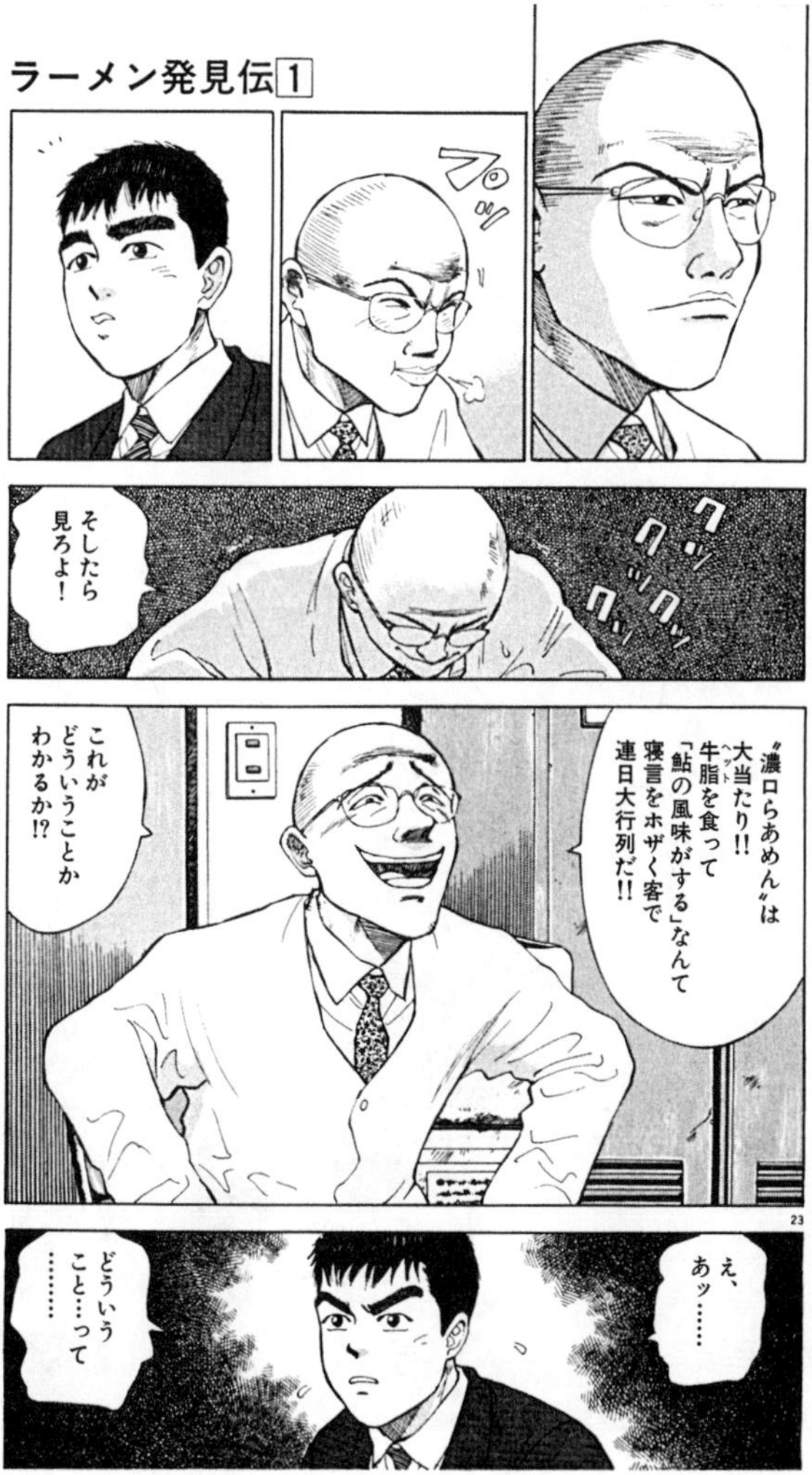
プッ
クッ クッ クッ クッ クッ
そしたら見ろよ！
〝濃口らあめん〟は大当たり!! 牛脂《ヘット》を食って「鮎の風味がする」なんて寝言をホザく客で連日大行列だ!!
これがどういうことかわかるか!?
23
え、あッ……
どういうこと…って………

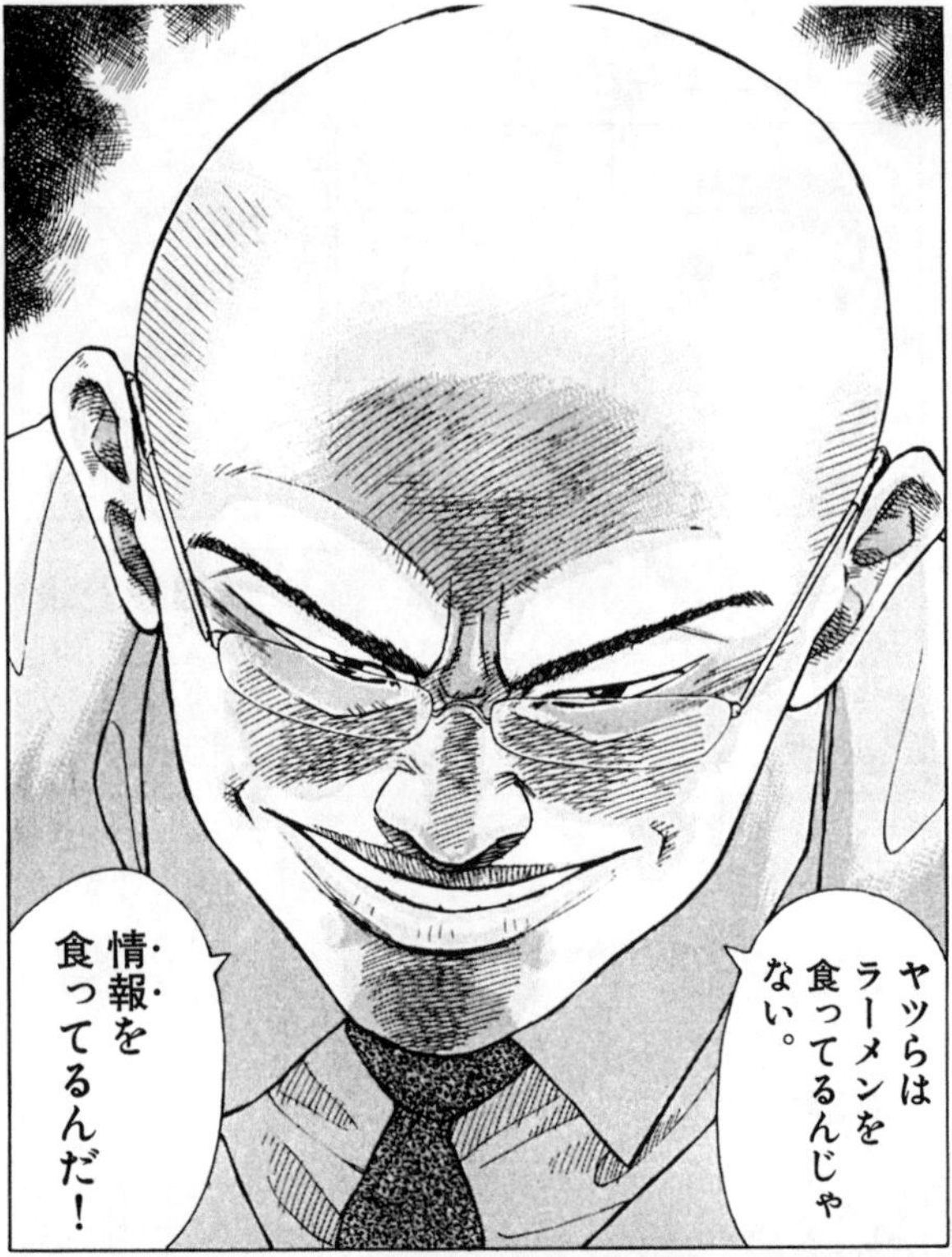

同前『ラーメン発見伝』第1巻より

このことを見事に看破しています。食べているのは果たして、食べ物か。それとも「情報」か。

賞味期限とは別に、「消費期限」というものもあります。これは、「未開封の状態で、保存方法を守っていた場合に、『安全に食べられる期限』」とされています。

消費期限は、食品劣化のスピードが速く、安全に食べられなくなってしまうまでの時間が短いものについて設定されています。農林水産省と厚生労働省が作ったガイドラインによると、このような賞味期限や消費期限は「製造者自身が設定する」のだそうです。

では、消費期限はどのように設定されているのでしょうか。

これは、3つの試験項目、つまり「微生物試験」「理化学試験」「官能検査」にて決定します。

微生物試験は、細菌や真菌（カビ）などがいないかどうかを検査します。

理化学試験は「化学（ばけがく）」的な、水分、pH（酸性か、アルカリ性か）などで決定します。

官能検査は、見た目や臭い、味などを確認します。官能検査は、端的にいえば、「食べてまずくなるかどうか」を（臭くなる、といった「味覚以外の要素」を含めて）判定しています。まずいものを無理に食べるのはつらいですから、これはまあ、そうですねえ。

理化学試験についても、ほとんど「味」を確認しているといっていいでしょう。ただし、客観的な「水分量」とか「pH」とかのツールを使っているだけで。で、安全性という観点からいえば、一番重要なのは「微生物試験」ということになります。細菌が増殖すると食中毒のリスクになるからです。

微生物試験では、特定の食品で、決められた量以上の微生物が発生するまでの時間を測定し、これに「安全係数」といわれるノリシロをつけます。「念のため」の措置です。たとえば、０・８という数字をかけて、ちょっと短めに時間を設定するのです。実験よりも実際の生活現場では、微生物の増殖が早い可能性があるからです。

官能試験や理化学試験が「味」の吟味をしているので、一番大事な「安全性」の吟味は、微生物試験です。

消費期限の真実――微生物は加熱すれば死ぬ！

しかしですね、この小見出しにもあるように、**微生物は加熱すれば死ぬ**のです。ですから、

「消費期限をちょっとだけ過ぎても、ちゃんと加熱すれば大丈夫」

ということになるのです、まじで。

たとえば、食肉の消費期限は保存方法により設定されていて、牛肉などは、4℃で保存するときは、6日間が消費期限となっているようです。

しかし、牛肉は熟成させたほうが美味しいと個人的には思いますので、「味」の観点からいえば、少し消費期限を過ぎたくらいが美味しいです。あとはちゃんと火を通して微生物を殺し、感染症リスクをヘッジします。

ちなみに、冷蔵保存しても、冷凍保存しても、菌やウイルスは死にません。よって、加熱しないと感染リスクはヘッジできません。

一方、寄生虫については、冷凍すれば死にます。アニサキスとか、ヒラメの刺身で感染するクドアとか。こういうものは冷凍でリスクヘッジしましょう。

あと、細菌は加熱で死ぬのですが、細菌が作る「毒」は熱でなくならないものもあります。たとえば、黄色ブドウ球菌による食中毒。これは菌が作る「エンテロトキシン」という毒が原因でお腹を壊すのですが、エンテロトキシンは耐熱性で、加熱では対応できません。

黄色ブドウ球菌は、人の手などについている菌で、手で調理する料理——おにぎりやサンドイッチなど——がリスクになります。

リスクを回避するには、調理するときの十分な手洗いが大事で、もっとちゃんと対策したかったら、サランラップや手袋を使って調理することも可能です。焼きおにぎりにしたからといって、エンテロトキシンの食中毒リスクは減りません。

菌のリスクは「時間」が大切

さて、エンテロトキシンは、おにぎりを握った時点ですでについているものによる「リスク」ですので、早く食べたからといってリスクは回避できません。毒はくっついていれば、毒なので。

一方、（毒ではない）菌は増殖するので、菌量が少ないほうが発症しにくいです。だから、「消費期限」が大事になるわけで、時間が経てば経つほどリスクが増加するのが、「菌」ということになります。

というわけで、「菌そのもの」が問題になる食中毒は、「時間」が大事です。

たとえば、卵に感染するサルモネラ菌。時間が経てば経つほど増えていきますから、生卵ですき焼きを食べたいとか、卵かけご飯を食べたければ、買ってすぐの卵がおすすめです。

なに？　日本の卵は安全ですって？

たしかに、日本では、卵からのサルモネラ菌食中毒の発生事例は少ないですが、ゼロではありません。毎年だいたい２千人くらいのサルモネラ食中毒患者が、日本で発生していると推測され、その最大の原因の一つが卵なのです（＊58）。

よくスーパーで「国産」という売り文句を目にしますが、国産だから安全、というのは幻想にすぎません。これも「情報を食べさせられている」一例ですね。

ちなみに、鶏にサルモネラワクチンを打つと感染は減りますが、ゼロにはならないそうです（日本養鶏協会による（＊59））。

では、ウイルスと細菌と寄生虫の違いとは？　……ですが、これはまあ、厳密に分類しようとすると専門的すぎるので、ざっくり。

とても小さいのがウイルス‥（例）インフルエンザ、ノロウイルス
まあまあ小さいのが細菌‥（例）大腸菌、黄色ブドウ球菌

もっと大きいのが寄生虫‥（例）アニサキス、クドア

と、とりあえずは理解しておいてください。もっと勉強したい人は、拙著『絵でわかる感染症 with もやしもん』（石川雅之絵、講談社）でお勉強してください！　宣伝終わり！

リスクは自分で管理する――食べるもリスク、捨てるもリスク

とにかく、食べ物の賞味期限とか消費期限については、その期限の設定基準をよく理解する必要があります。そして、我々消費者は、消費期限が「味」と「微生物」を根拠に設定されていることを理解し、微生物の問題は加熱によりヘッジできるリスクなのだと知っておくことが大事なのです。

そう、リスクは自分で管理するのです。

そうしないと、食べることが可能な食材がどんどん無駄に捨てられてしまい、資源の無駄遣い（食品ロス）という別のリスクを助長してしまいます。

リスクはどのような判断をしてもリスクです。食べるもリスク、捨てるもリスクなのです。

よって「リスクを負わない」（ゼロリスク）という選択肢はありません。あるのは「どっちのリスクが、よりマシなリスクか」という合理性の問題になります。

合理性。我々日本の社会は、長い間、この合理性という概念を無視したり、矮小《わいしょう》に扱ったりしてきました。合理的であることがよいことだ、という常識は共有されず、むしろ「悪いこと、小ズルいこと」と捉えられてきた感すらあります。

ブラック企業が蔓延し、働き方改革が進まない一因も、ここにあります。同じ仕事を1時間で済ませて定時で帰宅する社員は「いけすかない、つまらないやつ」と陰で罵《ののし》られ、同じ仕事を夜中までかけないと終わらせられない社員は、「汗をかく献身的な社員」と評価されます。ただの残業代泥棒かもしれないのに。

さらにこうしたモーレツ社員は、「お疲れ様、じゃ、仕事も一区切りついたし、飲みに行くか！」ってなもんで、上司に深夜までお付き合い……で、いつまでも帰宅できない……ああ、最低。

いいですか、合理的なことはよいことなのです。

合理的とは、「同じゴールに、より少ないエネルギーで到着する」ことだったり、「ベターなゴールに到達する」ことだったりします。

つまり、それは、「よりよい判断」ということです。よりよい判断をすることは、より悪い判断をするよりも、ベターに決まっているのです。こんなシンプルな理屈も、日本の社会の多くでは通用しない。かくいうぼくの職場（神戸大学）でも通用しません（苦笑）。

消費期限に話を戻すと、誰かが設定した消費期限を鵜呑《うの》みにして、食べられる食べ物をそのまま捨ててしまうよりは、味見して「まだ食べられそうだな」「むしろ熟成して美味しくなってない？」という判断を自分ですることです。食べて美味しいかどうかを判断するのは自分自身であり、他人に決めてもらうことではありませんからね。

とはいえ、微生物的問題は、「食べてみて」判断するのは無理ゲーなので、加熱してリスクヘッジします。そうやって、無駄に廃棄される食材のリスクもヘッジする。

このことは、食の安全のリスクをおかみ任せにしない、少なくともその責任の一端は自分で引き受ける、ということを意味しています。

そう、国民一人ひとりが、リスク管理について、ある程度基本的な知識を得て、自助の努力と工夫をするのが大事なんです。

なんでもかんでもおかみ任せにすると、役所のほうも責任を取りたくないですから、過剰防衛体質になります。不祥事が起きてはいけないから、疑わしいものはすべて禁止してしまいます。

こうして、まだ食べられるものも、「期限だ」というわけでどんどん捨てられてしまいます。おかみにお任せ、ではダメなのです。

レバ刺しは悪くない

少し話がそれますが、「おかみの判断」のおかしさをお伝えする話です。

２０１１年４月に、富山県、福井県、横浜市において食中毒が発生しました。焼肉店で提供されたユッケと焼き肉を原因とする、腸管出血性大腸菌Ｏ－１１１感染症（溶血性尿毒症症候群、ＨＵＳ）が発生し、５人が死亡するに至ったのです。

これを受けて、厚生労働省は２０１２年に、牛レバーの生のままの提供、いわゆる「レバ刺し」を禁止しました。

このとき、「肉」を食べたことを原因とする事例に対して、「レバ刺し」を禁止するのは筋が通っていないではないか、とぼくは主張しました。

たしかに、牛のレバーからは腸管出血性大腸菌が検出されますし、それは食中毒の原因にもなりますが、これまで「レバ刺し」を原因とした死亡例は報告されてこなかったのです。

さて、この牛の「レバ刺し」禁止を受けて、日本では腸管出血性大腸菌による食中毒被害はなくなったのでしょうか。

答えは否、です。

我々の研究によると、報告されている腸管出血性大腸菌感染症数は、２０１２年の「レバ刺し禁止」以降、少しも減っていません（**資料11**）。これは「分割時系列解析ＩＴＳＡ」という特殊な解析方法で調べたもので、２０１９年のヨーロッパの学会（ＥＣＣＭＩＤ）で発表しました（＊60）。

結局、厚労省の「レバ刺し禁止」は、結果を伴わない、自己満足にすぎない方策でした。

エビデンスに基づく医療（ＥＢＭ）という言葉が生まれて30年近くが経とうとしています。同様に、医療政策も、エビデンスに基づかなくてはいけません。「懸念がある」「なにかあったらどうする」という発想で規制をしても、それが結果を伴わなければ意味がありません。結果（エビデンス）が出せるポリシーを行ない、結果が出ない過剰規制は廃止すべきです。

資料11　日本における腸管出血性大腸菌感染者報告数の推移（無症状）

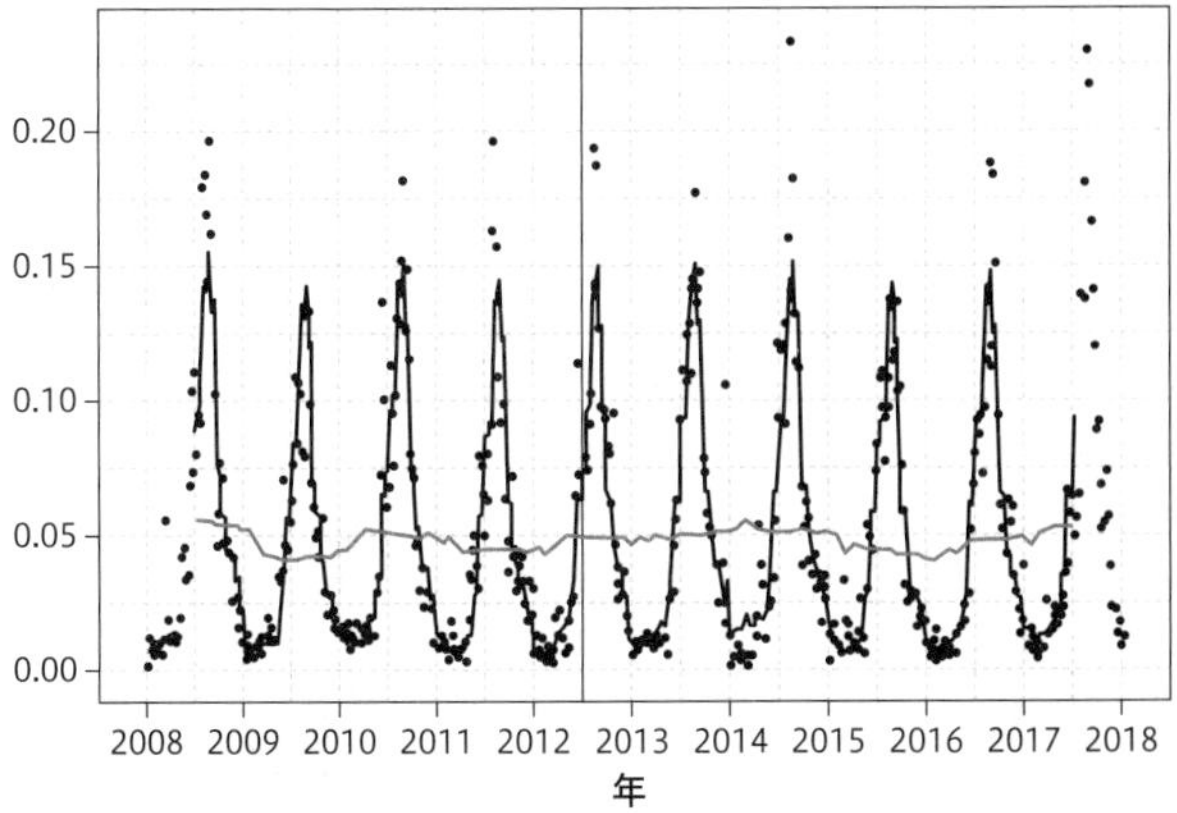

黒丸が実際の報告数（週ごと）。グレーの線は報告数から季節性を調節したトレンド。2012年の7月に行われた「レバ刺し禁止」から数が少しも減っていないことが分かる。

科学的であることはいいことです。科学性を無視して、感情的に、情動的に、雰囲気や「空気」を根拠に政策を決めると、感染性がほとんどないハンセン病患者を隔離する「らい予防法」のような悪法が生まれます。

「科学的」であれば、人道的な判断ができ、「感情的」に判断すると、非人道的な差別が生じる。直感的には「逆」なような気がしますが、じつのところそうなのです。

食品衛生法の無駄と、営業停止という無意味ないじめ

食品衛生法とは、「食品の安全性の確保のために公衆衛生の見地から必要な規制その他の措置を講ずることにより、飲食に起因する衛生上の危害の発生を防止し、もつて国民の健康の保護を図ることを目的とする」（第1条）とあり、昭和22年に施行、その後何度も改正がなされています。

さて、「食中毒」が発生すると、保健所が食品衛生法に基づいて対応します。

食中毒の原因は様々で、キノコや貝毒といった「感染症以外」も原因になることがあります。ただ、9割以上の食中毒は、細菌やウイルスといった微生物による感染症が原因です。ですから、食中毒は感染症、とざっくり理解してもそれほど間違ってはいません（厚生労働省の資料による〔＊61〕）。

食中毒が発生すると、患者、営業所、医師などから24時間以内に保健所に届け出をしなければなりません。保健所は調査を行ない、「被害者拡大防止対策」の目的でレストランなどの営業禁停止を行なうことができます。

が、これがわりとイケてないのです。

２０１７年8月、腸管出血性大腸菌（いわゆるＯ－１５７）による食中毒が発生しました。群馬、埼玉のデリカテッセン（系列惣菜店）で複数の食中毒患者が発生し、そのうち3歳の女児が死亡するに至ったのです。

これを受けて保健所が立ち入り検査を行ないました。

前橋市保健所は、デリカテッセンの食材を取り分けるトングの扱いなど、衛生管理体制が問題だった可能性を指摘し、メディアもそのように大きく報じました。当該デリカテッセンには営業停止処分が下されました。

しかし実際には、同じ遺伝子型のＯ－１５７による感染が、15都県、計91人に起きていたのです（＊62）。

このような広範な広がりを見せている食中毒病原体の調査をするなら、より「上流」の感染源（ソース）を探すのが定石です。一方、現場の調査は翌月（9月）に行なわれましたが、そんなに調査が遅れてしまったら、現場から菌が検出されない可能性が高いです。

よって、単純な現場調査、患者調査だけでなく、たとえば非患者（対照群）との比較試験なども行なわなければならないのでした。

食中毒が発生した店舗を経営していたフレッシュコーポレーションは、２０１７年に中間総括を行ない、不十分な調査と推測の段階で店舗に原因があると発表した前橋市保健所を批判しました。

市保健所はこれに反論して、「亡くなられた子どもがいるのに（同社は）謙虚になるべきだ」などと述べています。

しかし、そもそも責任があるのかないのか分からない店舗に対して、保健行政のプロが、「死人が出たのだから反省しろ。お前が悪いかどうかは関係ない」という非科学的、非論理的、かつ情緒たっぷりの対応で杜撰《ずさん》な仕事をしているのは大問題です。

近年は、寄生虫感染の「アニサキス症」も、食品衛生法上の届け出義務を課せられました。

しかし、アニサキスは、イカやサバなどの魚介類から感染し、食品の鮮度や管理のレベルは関係ないんです。要するに、お店がちゃんとしていても、していなくても「起きるときは起きる」。

なのに、多くの保健所では、アニサキス症が「食中毒」で発生すると、店を営業停止にしています。

これってほんま、ただのいじめじゃない？「被害者拡大防止」の役になんか立たないし。

役には立たないけど、やる。見せしめにやる。「俺たちをなめるんじゃねえぞ」と威《い》嚇《かく》するためにやる。やってることはヤクザと同じです。ひどいですね。

先ほども述べましたように、アニサキスを予防するならば、魚介類を冷凍させるのが一番です。これで寄生虫は死んでしまうからです。なに？　味覚が損なわれるですって？

ここでもエビデンスが大事です。

ぼくらはサバとイカを使ってランダム化二重盲検試験を行ない、「凍らせたサバやイカと、そうでないサバとイカ」で寿司を作って食べさせても、両者の違いは判定できないことを研究で示しました。なんか、ふざけた研究のようですが、世の中の「健康とコスト」に役に立つ大真面目な研究です（キリッ）（＊63）。

第8章　楽しく食べる

子どもの食育は「興味」から

さて、ここまでにも何度か述べたように、「シロさん飯」の秘訣は、スーパーで果物、野菜、魚、肉、その他の食材を、「特売品」に特化して買うこと。安上がりで、季節的に旬で、栄養価が高くて、多様性を担保した買い物をして、自宅で自炊することです。

そうすることで自然と、コスト効果が高い――つまり、安価で栄養価が高く、より美味しく、おまけに多様性に富み、さらには健康的な――食事ができるようになります。

「お金がかからない」というのと同時に、「面倒くさくない」「楽」「続けられる」というのも売りです。

こうやって、食材を買いに行ったり、料理を家で作ります。子どもたちにも料理を手伝わせます。うちの娘たちに料理を教えるのは、「嫁入りのための修業」ではなく（笑）、これも一種の食育だからです。

もちろん、知識や技術を教えるのも大事です。大根の皮のむき方や、卵の焼き方なんかを教える、というやつです。

でも、それよりも大事なのは、好奇心。興味を抱くということが大事なのです。

なぜならば、食や料理に無関心だと、せっかく知識を教えても、その知識は早晩、古くなってしまうからです。情報の変化が速いネット時代の昨今、事物を教えること「そのもの」にはほとんど意味がありません。

教育に意味を持たせる方法は、知識の伝授ではないのです。

好奇心という情熱の炎を、心に灯《とも》してもらうこと。ここにこそ教育の「意味」があります。

なぜなら、好奇心さえあれば、新しい調理法や食材の知識や、栄養学の最新情報などは、自分でネットを通じて、スマホを使って調べられるからです。そして、ぼくたち親と同居しなくなっても、たとえぼくらが死んでも、学び続けてもらえる。

逆に、好奇心がなければ、子どものときに与えられた「知識と技術」は、そのまま化石化されて止まってしまい、それ以上、１ミリも動かなくなってしまいます。いや、ふつうに料理嫌いになり、食に興味がなくなり、栄養学のアップデートもせずに人生を歩んでしまう可能性も高いでしょう。

それを避けるためには、スキルも大事ですが、何より大事なのは好奇心、関心なのです。

「魚のとり方」を教えるより前に、「魚を好き」になってもらう

関心がないことは、スキルがあっても調べません。関心さえあれば、調べ続けてくれる。

たとえばぼくはサッカーが好きなので、贔屓《ひいき》チームの情報はついついスマホで調べてしまいます。一方、芸能界にはまったく関心がないので、何がネットに出ていても調べない。

情報は目の前にある。しかし、ぼくはサッカーについてはどんどん勝手に詳しくなっていく一方、芸能界についてはどんどん無知になっていきます。

お金についても同様です。お金に関心を高めないと、いくら知識を教えても、学び続けません。調べ続けません。そして、忘れてしまいます。これではサステイナブルで成長し続け

るような知識のアップデートはありえません。

健康についても同じです。魚を与えるな、魚のとり方を教えろ、とよくいいます。それも事実です。でも、もっと大事なのは、

魚に関心を持ってもらうこと。魚を好きになってもらうこと。

です。魚のとり方を教えても、それが「つまらん」と思われてしまえば、技術は錆《さ》びついてしまうだけだからです。

そして、食や料理や栄養学に関心を持ってもらうため、好奇心を抱いてもらうために一番大事なことは、

親が楽しそうに料理する、美味しそうに食べる。

こと以外にありません!!

家事、料理が、好きな人も、嫌いな人もいるでしょう。

でも、子どもの前では、嘘でもいいから（まじで、嘘でもいいから）楽しいふり、好きなふりをするのが大事です。親が、家事つまんねー、料理、めんどくせー、食べ物、興味ねー、と言っていて、子どもの好奇心に火をつけることなんてできっこありません。

あ、ちなみにですね。これはすべての教育についてもいえることです。

子どもに勉強好きになってほしければ、親が楽しく自宅で勉強し続けるべきです。読書を好きになってほしければ、親がまず本を楽しく読むべきです。スポーツも……以下同文です。

ちなみにちなみに、これは学校教育でも同じです。

医学生や研修医に診療を教えるときも、まず「自分の仕事が楽しい」というアッピールから始まるのです。ま、現実世界は楽しいことばかりではないので、ときどき、演技も入ってますけどね（笑）。

こだわらない、信念はいらない

また、こだわらないのが大事です。大事なのは真実。信念ではありません。

信念を持つと、宗教のように特定の食事方法に固執して、他人の言葉に耳を貸さなくなります。

勉強もしなくなります。するのは、自分の信念を強化してくれる情報の収集ばかり。

幸か不幸か、今のネット社会は、自分に親和性の高い情報だけを選択的に見せてくれます。

これが、**「情報の偏食」**です。偏食はよくないですが、情報の偏食はさらによくない。

ときに、野菜や魚に比べて、季節性が出にくいのが肉です。ここから少し、肉について見ていきます。じつは、肉についてもこだわりはいりません。

日本の場合、肉といえば、鶏肉、豚肉、牛肉ですね。あとは羊とか鴨とか猪とかクジラとか馬とかありますが、高級スーパーかデパートでないと扱っていないことが多いです。仮にスーパーで扱っていたとしても、値段はかなり高めです。

まあ、ぼくもラム・チョップとか鴨南蛮とか大好きですし、馬肉も鯨肉も、猪鍋も大好物です。年に１回か２回食べられたら、御の字かなあ。美味しいものは、たまに食べるから美味しいんだ。負け惜しみ？

そうすると、スーパーの特売品に特化した「シロさん式」の買い物をしているならば、基本的に買う肉は、鶏、豚、牛ということになります。

さて、こうした肉は、どういうバランスで購入すればよいでしょうか。

じつは、な〜んも考えなくていいんです。先の方法（「シロさん式」）をそのまま踏襲すれば大丈夫。つまり「特売」している安い肉を買い続けていれば、それでよい。シンプルー。

では、どうして「特売」品だけで大丈夫なのでしょうか。

白い肉、赤い肉、加工肉……

赤いキャンディー、青いキャンディー、はメルモちゃんですが、白い肉、赤い肉、はそれとはなんの関係もありません。あたりまえか。

世の中には「白い肉」と「赤い肉」というのがあることは、ここまでも述べてきました。ざっくりいうと、「白い肉」とは、見た目が白い肉、「赤い肉」とは、見た目が赤い肉です。鶏肉は白い肉に分類され、豚肉や牛肉は赤い肉に分類されます。

あれ？　豚肉って白っぽく見えないか、ですって？　ていうか、鶏肉だって、白というより、ピンクだろ、ってツッコミもありそうです。

たしかに、スーパーの鶏肉は（脂身以外は）ピンクというか、褐色に見えますし、豚肉も同様です。牛肉はまあ赤いかな。

そして、火を通すと、鶏肉も豚肉も白くなる。見た目、関係ないんじゃないの？

はい、厳密には「見た目」だけでは決められないのです。

「赤い肉」とは、ミオグロビン（筋肉を構成するタンパク質）の量が多い肉とされています。だから、豚肉は見た目が白いですが（特に火を通すと）、分類上は「赤い肉」とされています。豚肉は、ミオグロビン量が鶏肉よりも多いからです。

赤い肉は、これまでにも触れてきたように、あまり体によくないので、摂取する回数を減らしたほうがよいといわれるようになりましたが、同様に、近年評判が悪いのが、「加工肉」です。英国の朝食の部分で少しだけ述べました。

加工肉とは、保存や風味付けを目的に、塩漬けや燻製《くんせい》、発酵、その他の方法で加工した、豚肉や鶏肉、ラム肉、ヤギ肉など、さまざまな種類の肉を指します。まあ、これだけだと、なんのことだかさっぱりわかりませんね。

具体的には、ソーセージやハム、ベーコンにコーンビーフ、ペパロニにサラミ、燻製ターキーにボローニャソーセージ、ビーフジャーキーなどの干し肉、缶詰肉などのほか、肉を主原料にした調整品やソースも含まれます。

なぜ、加工肉が健康によくないのか？

はっきりしたことは分かりませんが、着色目的で添加された亜硝酸ナトリウムなどの亜硝酸塩に発がん性があるため、という説があります。

農林水産省によると、硝酸塩は、日本では食品衛生法に基づき、食品添加物として、チーズ、清酒、食肉製品、鯨肉ベーコンに使用が認められているそうです（＊64）。

また、亜硝酸塩を含む肉を、揚げたりグリルなどの高熱で調理したときにできるニトロソ化合物は、胃がんのリスクではないかといわれています（＊65）。

実際、前向き観察研究のメタ分析でも、赤い肉や加工肉による大腸がん発症のリスクが示されています（＊66）。

ただし、「赤い肉」や加工肉の胃がん発症リスクについては、データが混在していて「はっきりしない」というのが現状のようです。現在ではむしろ「ピロリ菌」感染のほうが胃がんリスクとしては確立されていますね（＊67）。

日本人の牛肉消費量は、もともととても少ない

さて、豚肉に話を戻します。まあ、たしかに豚肉は、分類上は「赤い肉」に属するのです。

しかし、じつのところ、豚肉のミオグロビン量は、牛肉よりも少ないのですね。で、「どっちに分類するんだ?」となったときに、「赤」に属することになったのです。うん、男女からなる歌手のグループが、紅白歌合戦で、紅組、白組のどちらで出場するか? みたいな問題です（笑）。

赤い肉は、大腸がんや乳がんなどの健康リスクと関係しているといわれますが、豚肉だけで調べると、大腸がんとの関連性はなかった、というデータもあります（＊68）。

おそらく、豚肉は、牛肉のように「より赤い肉」に比べれば、大腸がん発症リスクは低いのでしょう。ゼロかどうかは分かりませんが。

同様に、鶏肉は、豚肉よりもさらにがんのリスクは低いのかもしれません。

ちなみに、鯨の肉は、ミオグロビンが牛肉より多いですが、鯨の肉が大腸がんを増加させるという臨床データはありません。理由は簡単で、ほとんどの人は鯨の肉を牛肉ほど食べないためです。

アメリカでは、牛肉のような「赤い肉」を食べるとがんになる、というわけで近年消費量が減っています。しかし、これはそもそも、アメリカ人の絶対牛肉消費量がめちゃくちゃ多いからです。消費量が減ったといっても、現在も日本人のほうが牛肉消費量はずっと少ないです。

日本では牛肉高いですしね。牛肉のみならず、アメリカに比べると、日本は牛肉、鶏肉、豚肉、いずれも消費量がずっと少ないです。ＯＥＣＤのデータでは、アメリカは、ブラジルやイスラエルに並んで牛肉大量消費国です。ダントツで高いのは、アルゼンチン（**資料12**）。ぼくも学会でブエノスアイレスに行ったときには食べましたよ、巨大なビーフステーキ。美味しかった。

ちなみに、アメリカ人でも、所得の高い人は、健康目的で牛肉摂取を減らしており、低所得の人は、「高いから」という理由で食べなくなった人が多いというデータが出ています。そりゃそうだ（＊69）。

赤い肉、白い肉、加工肉のリスクは、いまだ分からないことだらけ

ときに、２０１９年10月になって、「赤い肉を食べても健康リスクが増えるとは限らないんじゃね？」という新しい知見が出てきました。加工肉についても同様です（＊70）。

この「赤い肉」「加工肉」が体に悪い、という研究結果は、それほどエビデンスの質が高

資料12　ＯＥＣＤ加盟国における１人あたりの年間肉消費量（牛肉、豚肉、鶏肉、羊肉）

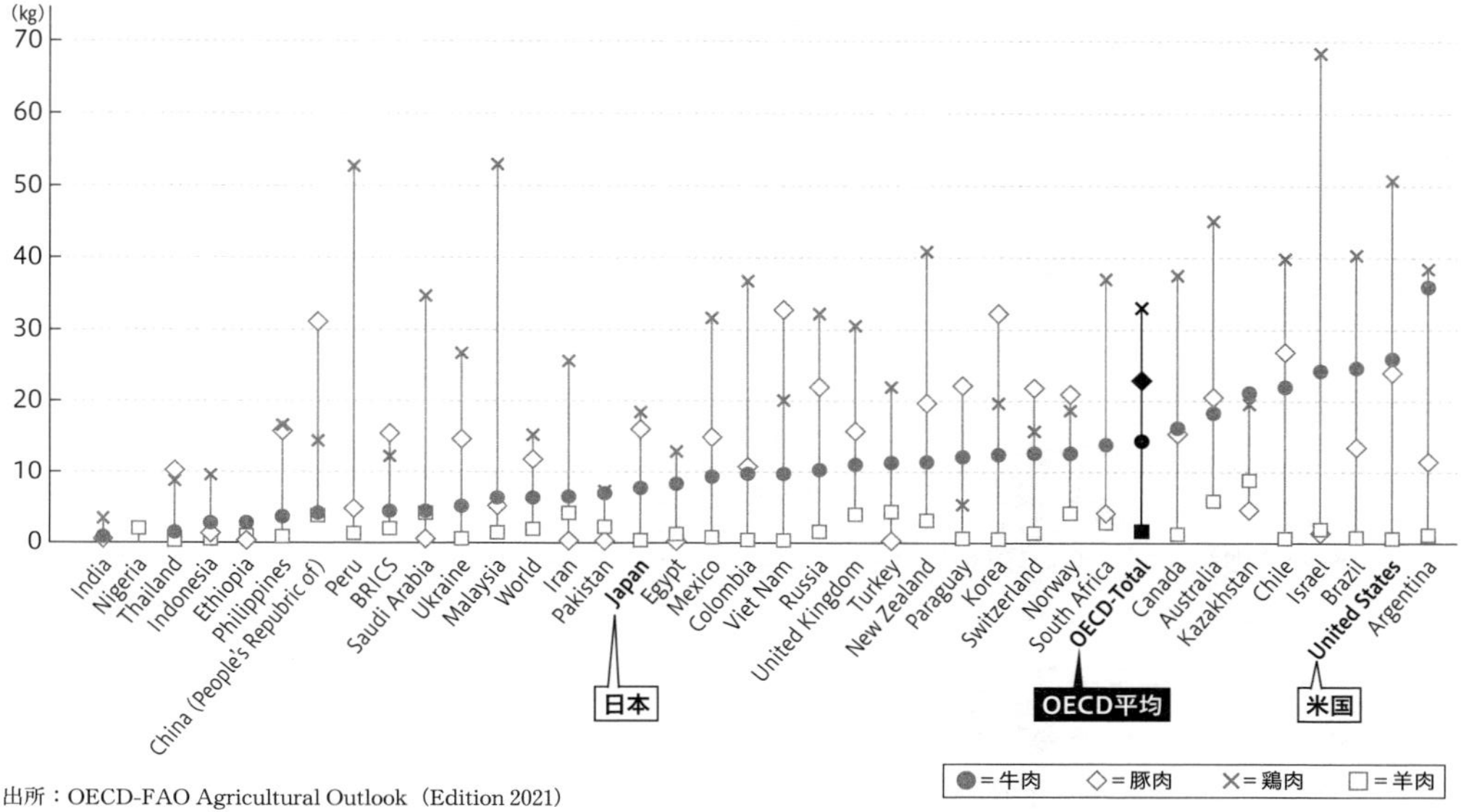

出所：OECD-FAO Agricultural Outlook（Edition 2021）

くなく、また「エフェクト・サイズ」（現象に対する効果の大きさ）も大きくない。

要するに、赤い肉を食べるとどんどん不健康になって、すぐに死んじゃう、という感じではないのです。肉消費量の少ない国でのデータを見ても、たしかに死亡リスクが高まるのですが、その「高まりの大きさ」はそれほどでもなかったのです（＊71）。

ちなみに、加工肉については、人種によって効果が異なるというデータもあります。たとえば、ヒスパニックでは、加工肉は乳がんのリスクになりますが、非ヒスパニックの白人では、リスクにならなかったというデータもあります。

また、この研究では「赤い肉」と乳がんとの関係も導き出せませんでした（＊72）。

そしてスペインのデータ。近い将来、スペインは世界最大の長寿国となることが分かっています。が、案外肉をよく食べる。平均すると年間の1人あたりの肉の消費量は51キログラム、ただし魚もたくさん食べており、42キログラムです。

また、「健康に悪い」といわれる加工肉も、毎日32グラムも食べています。塩漬けハムが一番多いです（＊73）。

そもそもスペインには、チャルクテリアという加工肉専門店があり、加工肉の入った食生活はビルドインされています。加工肉＝健康に悪い、と決めつけるのはまだ早計なのではないでしょうか。

まあ要するに、この赤い肉、白い肉、加工肉問題は、まだまだ分からないことが多く、一概にこうだと断定できるレベルの話ではなさそうだ、ということです。

で、ここでも「たまにしか食べないものの健康インパクトは小さく、しょっちゅう食べる食べ物の健康インパクトは大きい」という、より普遍的な一般論には転化できます。

日本人と「赤い肉」との健康リスクについては十分な研究がありません。上記のように人種差はあるようなので、ここはやっぱり、研究して確認してみるべきでしょう。

まあ、いずれにしても、将来「赤い肉」と健康とのリスクについてデータが出てくる可能性もありますから、毎日、牛肉食べてヤッホー、という生活は、さしあたり回避しておいたほうが賢明なように思います。

でも、皆さんの多くにとってはこの問題は、たいした問題ではありません。

なぜか。牛肉は高いから（笑）。

要するに「シロさん飯」の原則を活用し、肉は「特売品」に特化した形で購入していればいいのです。

スーパーに行けば分かりますが、一番安いのは鶏肉です。次に安いのは豚肉、もっとも高価なのは牛肉です。シロさんはさらにストイックで、比較的高額（かつハイカロリー）な鶏のモモ肉も買わず、もっぱらムネ肉を買っているようです（笑）。

ということは、基本的に日本で「シロさん飯」を実践していれば、自然と（がんのリスクが小さい）鶏肉主体の献立になります。何も考えなくても。ときどき、特売の牛肉を、お父さん（お母さん）のボーナスが出たときなどに買うことはあるかもしれませんが、そういう「たまに」食べる食品の健康リスクは非常に小さいです。よってあまり気にしなくてよい。加工肉も同様です。大量に定期的に毎日食べると、リスクがひょっとしたら上がるかもしれませんが、他の食材とバランスよく使いまわしている限り、それほど大きな問題にはならないでしょう。

「シロさん飯」、肉を買うときでも健康食として非常にスグレモノなのです。安いし（笑）。

規則正しい食事はすすめない理由——それは「偏食」である

ちょっと逆説的な言い方ですが、「規則正しい食事」とは、毎日同じような食事を食べる、ということです。それは逆にいえば、

他の食事の可能性を排除している

という意味でもあります。言い換えれば、

偏食

ということになります。

偏食は、基本的にリスク管理という観点からはおすすめできません。一般にリスクは分散させるのが基本だからです。

　ぼくがファイナンシャル・プランナーの資格を持っている、という話はしました。医療に携わる者として、お金の知識は必要だろう、と思い立ち、まとまった知識を得るために勉強させていただきました。

　さて、資産管理方法にはいろいろあります。株式投資、投資信託、不動産投資、国債、銀行預金、タンス預金などなど。

どのような資産管理にも、長所と短所がありますが、どのファイナンシャル・プランナーであっても、
「全財産を○○に投資しなさい」
とアドバイスする人はまずいません。

一般に「体に悪い」といわれている食材や料理であっても、「たまに」摂る分には健康への悪影響はほとんどありません。月に1杯ラーメンを食べるとか、年に数回ポテトチップスを食べるとか、ときどきファーストフードの店でハンバーガーを食べるとか。

しかし、毎日ラーメン、毎日ポテトチップス、毎食ファーストフードは、明らかに不健康への道、まっしぐらです。体に悪いと分かっている食材や食事を定期的に摂る——「規則正しい食事」は危険なのです。

「おれ、食生活が不規則だから」と言っている人の話をよく聞きますが、じつは、そういう人は、極めて規則的に不健康な食事を摂っていることが多いです。

毎日夜食、毎日酒、締めのラーメンみたいなのを延々と繰り返している。これを「不規則な食事」と称している……でも、よく考えてみたら、これってじつに「規則的」な食事ですよね。

では、健康的といわれている食材を「規則的に」摂取していればいいのか。

そうとは限らないのです。

たとえば、野菜や果物をたくさん摂取するのは健康によいと考えられています。事実、そうだと思います。

しかし、同じスーパーで買った同じ野菜や果物を、同じ調理方法で毎日摂取するような「規則性」は、一種のリスクをはらみます。

たとえば、その野菜は、農薬たっぷりの野菜なのかもしれません。

農薬についてはすでに述べたように、少量であればどうということはありません。しかし、毎日毎日規則正しく摂取していれば、その影響は蓄積されていき、健康に有害だったりする可能性が生じます。

逆に、その野菜は完全無農薬野菜なのかもしれません。無農薬ならよいかというと、そうではなくて、それはたとえば、寄生虫感染のリスクをはらんでいたりするのです。

同様に、魚（と魚の油）を摂取するのは健康によいと考えられますが、毎日魚ばかり食べていると、たとえば魚に入っている水銀の蓄積が問題になってくるでしょう。

魚に入っている水銀の量は本当に微量で、たまに食べる分にはまったく問題ありません。

妊婦が食べても大丈夫です。しかし、毎日毎日、魚ばかり食べていたら、わずかな水銀の健康被害が表に出てきてしまいます。

糖質制限食が健康によい、というデータはあります。逆に、糖質制限食がそれほど健康によくない、というデータもあります。人を対象とした食に関する臨床試験は、結果がバラバラになることが多いのです。今後も、糖質制限食に関するポジティブなデータや、ネガティブなデータが、繰り返し算出される可能性は極めて高いです。きっと、出てくることでしょう。

そのときに、全財産を特定の会社の株につぎ込むように、「毎食毎食すべて糖質制限」と全額オールインしてしまったらどうでしょう。もしかしたら、糖質制限が思わぬ健康への悪影響を及ぼしていて、将来それを看破するデータが出てくる可能性がないとはいえません。これは、一種の危険な賭け、ギャンブルとはいえないでしょうか。

将来、発見されるかもしれないエビデンスの可能性を顧慮する

同じことは、他の食事方法についてもそうです。

たとえば、現在もっとも堅牢なエビデンスがあり、「健康な食事」といわれているのは、いわゆる地中海食です。しかし、地中海食の健康利益をすべての病気について検証したわけではありません。ま、半分冗談で申し上げれば、地中海食を食べすぎると水虫が増えるとか、インキンタムシになりやすくなるとか、そういうデータが将来出てこないという保証はどこにもありません。半分冗談ですが、半分マジです。

まあ、真面目な話をすると、オリーブオイルの生産には大量の水を必要とするのだそうで、オリーブオイルの健康利益は、環境の悪化とのトレードオフになるのでは、という議論が起きているそうです（ジェシカ・ファンゾ、前掲書）。これは、アボカドについて論じた問題と同じですね。オリーブオイルをじゃんじゃん使えばよい、という単純な話ではなさそうです。

あるいは、地中海食を構成する要素——たとえば、オリーブオイル——になにかが混在していて、「毎日毎日」同じオリーブオイルを摂っていたら、これが思わぬ健康被害を生んでしまうかもしれません。もちろん、これはあくまでも仮定の話ですが。

現在存在するエビデンスをきちんと吟味するのはとても大事です。しかし、同時に「現在存在しない、しかし将来発見されるであろうエビデンス」の存在を顧慮するのも等しく大事です。

そのようなエビデンスは、将来「絶対に」発生します。はい、断言します。これまでの医学の歴史を鑑みるに、今日この日から、そのような新たなエビデンスが一切発生しないなんてことは、とうてい考えられません。

で、あるならば、です。

ある一つの食事方法に固執して、「規則正しく」その食事だけにこだわっていたら、けっこう危険なんですよ。たとえば、10年後にその食事方法の新たなリスクが見つかるかもしれないじゃないですか。そのとき、「そんな話、聞いてないよ」と後悔しても、手遅れだったりします。これじゃ、困りますよね。

このことは、「現存するエビデンスを無視せよ」という意味ではありません。現存するエビデンスはもちろん尊重すべきです。存在するデータを無視するのは、反知性主義的な態度といえるでしょう。

しかし、「現存するエビデンスがエビデンスのすべて」と思い込むのは、端的に間違いだ、ということなのです。

現在見えていない、将来顕在化するであろうエビデンスの存在の可能性を顧慮すること。

このような洞察的知性も発動させないと、本当の意味での健康は得難いんだよ、ってことです。

高齢者ほど羽目を外そう

高齢化社会になって、外来にたくさんのご高齢の患者さんがおいでになります。80代後半から90代くらいの患者さんは、もう少しも珍しくなくなりました。ぼくが医者になった1997年では、研修していた沖縄の病院でも、100歳代の方は珍しかったですが、このごろは特に珍しくもありません。

ご高齢になられた患者さんの食生活を、どのように健康的なものにするか。よく聞かれる質問です。

個人的な意見を申し上げると、高齢になったのなら、あれやこれや健康のことなど考えずに「好きなものを食べる」でよいと思います。

えー、でもうちのおじいちゃん、糖尿があるし、うちのばあさんは血圧が高くて、尿酸値が高くて、と患者さんの家族はいろいろ心配になるのですね。このようにぼくに聞いてきます。

いいじゃないですか、血糖値がちょっと高いくらい。血圧も尿酸もそんなに気にしなくて大丈夫。

なぜなら、血圧や血糖や尿酸の影響は、年単位の蓄積によって生じるからです。40代、50代に、何年も何十年も血圧や血糖の異常を放置していると、それが積もり積もって、脳梗塞や心筋梗塞といった致死的な病気のリスクとなって顕在化します。

では、90歳を過ぎたあとに見つかった検査異常の、数十年後に生じるような健康リスクをヘッジすることにどのくらい意味があるのでしょう。

まあ、１２０歳まで生きてやるぜ、な方なら、そういう意味も大いにあるでしょう。でも、そうでないならば、残された人生を美味しいものを食べて楽しく豊かに過ごすのも、一つの方法ではありませんか。

否定から入らない健康法

巷では、「長生きしたければ○○しろ」とか「長生きをしたければ○○するな」といったタイトルの本がじつに多いですね。このことは第3章でもすでに述べました。どうして出版業界はこうワンパターンなタイトルの本に流されちゃうんだろう、と思いますね。

ためしにアマゾンのサイトで「長生きしたければ」で、検索したら、まあ出るわ出るわ。

「長生きしたければ股関節を鍛えなさい」「原材料表示を確認しなさい！」「高血圧のウソに気づきなさい」「いますぐいい姿勢をやめなさい」「のどを鍛えなさい」「『口』を鍛えなさい！」「朝食は抜きなさい」「ミトコンドリアの声を聞け」（笑笑!!）「1日1曲歌いなさい」「運動はやめなさい！」「座りすぎをやめなさい」「『親指』で歩きなさい」「医者にかかるな！」（笑）「食べてはいけない!?」（笑笑!!）「ひじ下ひざ下を押しなさい」「ヌルねば食材を食べなさい」「薬は飲むな」「『腸にいいこと』だけをやりなさい！」「生きた酵母を飲みなさい！」「朝3時に起きなさい」「正しい肉を食べなさい」「大麦を食べなさい」「卵をしっかり食べなさい」「『油』を上手に摂りなさい」「『時計回り』で食べなさい」（笑）「ファイトケミカルを摂りなさい」「〝ちょい不健康〟で生きなさい」「腸をストレスから守りなさい」

はい、ゴーマンかましてよかですか（笑）。これらの本はぜーんぶ、デタラメ。

もちろん、部分的には正しいことも言っているのでしょう、こういう本たちは。でも、基本的に「これだけをやっていれば長寿になれる」というシングルアンサーは存在しないのです。そういったシングルアンサーを暗示しただけで、「長生きしたければ」本は時間とお金の無駄です（きっぱり！）。

というか、編集者たちはこんなワンパターンなタイトルの本ばかり作って恥ずかしくないんですかね。もう少し頭使って工夫しろよって思いますよ。

「長生きをする」を「平均余命を延ばす」という意味で用いるのなら（ま、ふつう「長生き」とはそうですよね）、長寿を決定する因子を検証した研究というのはほとんど存在しません。

理由は簡単で、そのようなデータを確定するにはとても時間がかかるからです。

たとえば、「ヌルねば食材」が長生きに寄与するかどうかを確かめるには、「ヌルねば」を食べる群と、食べない群とに分けて、何十年も、彼らが死亡するまで追跡しなければなりません。そういうかっちりしたやり方で「長寿」を確定した研究はほとんどないし、現実にはできそうもない。

だから、一般的によくある研究は、「特定の病気の予防効果」とか、逆に「ある病気になったときに5年後にどのくらい死ににくいか」という、わりと短期的な研究で代用しています。たとえば、大腸がんになりにくい食事を摂っていれば、大腸がんになりやすい食事を摂るよりも、長生きするチャンスは大きいでしょう、というわけです。

しかし、よく考えてみたら、人間は大腸がんだけで死ぬわけではありません。大腸がんになりにくくなった代わりに、出血しやすくなったら、出血で死んでしまう可能性だってあるわけです。

長生きするためのシングルアンサーはない

たとえば、アスピリンという古くからの痛み止めの薬があります。この薬には、大腸がんの予防効果が若干あることが、臨床試験のメタ分析で示唆されています（＊74）。

しかし、アスピリンを飲んでも死亡リスクそのものが減る——長生きする——ことはないことが、別のメタ分析で示唆されています（＊75）。

「長生きしたければアスピリンを飲め」という本が出たら、それは眉唾《まゆつば》なトンデモ本の可能性が高いです（笑）。

ぼくはよく言うのですが、「免疫を下げる方法はたくさんある。しかし、『免疫力』を上げる方法はほとんどない」のです。

あえて言うならば、ワクチン接種という古典的な（そして、トンデモ本を書く筆者にとっては面白くもおかしくもない）方法は、特定の感染症（たとえば新型コロナウイルス感染症）に対しては「免疫力」を上げてくれます。

しかし、免疫力アップ、を謳《うた》った本は、たいていトンデモ本、インチキ本と断じてもらって差し支えありません。

同じように、「早死にする」方法はたくさんある。しかし、「長生きをする」シングルアンサーはまずゼロ、なのです。

いろんな細かいことを重ねて、それに少々の偶然の助けもあって、はじめて、長寿は可能になります。偶然の助けというのは、たとえば戦争が起きないとか、災害に巻き込まれないとか、そういうレベルも込みの話でして、要するに「長生きするのは難しいし、自分の意志だけで達成できるものではない」のです。

なんとかをするな、という語法で健康を論じない

「あれをするな」「これを禁止」という形で患者に健康増進を求めるのは、プロとしては2・5流だと思っています。

なんでもかんでも禁止にして、患者に健康的な生活を強いるのは、素人だってちょっと勉強すればできます。でも、そのような禁止ばかりの人生、全然楽しくありません。楽しくない人生で長生きしたって仕方がないではないですか。

もちろん、患者さんがそのような「楽しくないけど、長生きする人生」を望むのでしたら、そのようにアドバイスしますけど。たいていの患者さんはそういう望みは抱きません。

むしろ、「禁止しない形」で、いかに患者の求める健康を獲得するか。こちらのほうが、よほどレベルの高い、質の高いプロの仕事だとぼくは思います。

食中毒を回避するには、「生（ナマ）の食品を食べない」のが一番です。生の肉、生の魚、生の野菜、生の果物、ぜーんぶ禁止してしまえば、食中毒のリスクはヘッジできます。が、これはレベルの低いやり方です。患者さんにあまり我慢を強いない形で、楽しく人生

を謳歌できる形でリスクヘッジできる、がレベルの高いプロの仕事になります。
たとえば、ＨＩＶ感染のある方は、免疫力が弱っていますから、感染症に弱い。食中毒が怖い。よって、生の食品は「全部禁止でーす」……２・５流の医者だとこのようなアドバイスをしてしまいがちです。

しかし、質の高い治療薬でＨＩＶというウイルスを抑え込めば、免疫力はまあまあ戻ってきます。生肉を食べて発症するトキソプラズマ症という感染症も、免疫力が戻ればほとんど発症しなくなります。刺し身をちょっと食べても、健康リスクはそれほど上がりません。野菜や果物も、フレッシュに食べてほしいものです。

ぼくの外来に来るＨＩＶ感染者は、ある程度免疫力が回復したら、生の食品制限はほとんど解除しています。もちろん、食中毒のリスクはゼロではありませんが、そのリスクはＨＩＶ感染のない人と比べても、そう変わりはないのです。

リスクを排除するのは簡単です。より難しく、より意味が大きいのは、「上手にリスクをとること」なのです。

リスクを排除して、安全確保すればよい、というのは、登山家に「山に登るな」と言い、Ｆ１レーサーに「運転をやめろ」と言うようなものです。なるほど、健康リスクはそれで担保できるでしょうが、それでは彼らの「生きる意味」を奪い取ってしまいます。生きる理由を奪い取って、長生きさせてどうするのでしょう。

ぼくが診ているたくさんのＨＩＶ感染者のうち、大多数は男性同性愛者、俗にゲイといわれる人たちです。ゲイがゲイでなくなれば、感染リスクは激減します。しかし、男性を愛する人たちに男性を愛するな、というのは、女性を愛する男性に「代わりに男を愛しなさい、健康のために」というくらい残酷な仕打ちです。

幸い、今は効果的な予防薬があって、あるいは感染者の治療薬が予防に効果的で、コンドームを着けなくても、ＨＩＶ感染をブロックする上手な技術が存在します。こういう技術を駆使して、上手にリスクヘッジするのがプロの腕の見せ所です。「同性愛やめろ」は低レベルな医療、いや、医療以下のつまらない発言といえるでしょう。

不寛容な食事法はノーサンキュー

ヴィーガンと呼ばれる菜食主義を、ぼくは全否定はしません。人の生き方はそれぞれで、ぼくはたとえ自分の価値観とまったくかすりもしないような価値観も尊重します。その価値観がぼくや他者を傷つけるようなものでない限り（快楽殺人主義者とか、ね）。

よって、ヴィーガンになりたい人には、「そうですか。ぜひどうぞ」なのですが、「人は（すべて）ヴィーガンであるべきだ」という考え方には賛同できません。基本的に、ぼくは多様性や寛容を大切にする人で、ぼくが唯一不寛容なのは、不寛容に対してだけなのです。

ヴィーガンの問題点は、「なになにを食べない」という否定形でもって自分を規定していることです。野菜中心の食事、ならいいのです。「動物を食べない食事」という「否定形」で自らを規定するやり方を、ぼくは好みません。もちろん、好きになれないだけで、そういう人がいてはいけないわけではない、というのはすでに述べたとおりです。自分の意見と違う意見は十全に尊重しなければなりませんから。

同様に、多くの糖質制限主義者は、「ゴハン好き」に呪詛《じゅそ》をふりまきます。ぼくのfacebookにはいろんな人が「友達」になっていますが（本当は友人少ないんですけどね）、その書き込みの攻撃的なこと。「あいつ、おにぎりなんか食べたから試合に負けたんだ」みたいなネガティブワードでいっぱいです。

ぼく自身、ゆるーく糖質は少なめですし（制限はしていません）、糖質制限にアンチでもないですが、他人に呪詛をふりまく糖質制限原理主義者はノーサンキューです。

クックパッドを使わなくても大丈夫

9月のある気持ちのよい土曜日の午後。ぼくはスーパーで娘たちを連れて買い物をしていました。ちょうど翌日の日曜日は、ぼくも奥さんも仕事で買い物に行けません。この日にがっつり食材を買いだめしておこう、という目算です。

ふと、魚売り場を歩いていると、見つけました。

ワカサギ。

ワカサギは宍道湖《しんじこ》の七珍としても有名で（島根ではアマサギともいう）、島根出身のぼくは子どものときはよく食べていました。が、神戸ではあまり見かけません。お値段も安い。というわけで、衝動的に買いました。

調べてみると、島根県でのワカサギ漁獲量はここ最近は激減しているようです。現在の漁獲量は、東北地方など東日本が中心で、西日本ではほとんど獲れないんですね（＊76）。

たしかに、ワカサギ釣りというと、湖の氷に穴を開けて釣る、穴釣りが有名ですが、ぼくは魚釣りは大人になってからまったくやってないので、このへんの知識はまったくありません。9月のワカサギは季節外れな感じがしますが、この時期にも茨城県などでは獲れるようですね。

ま、というわけで、魚はお値段と相談しながら直感的に買います。食べたい、だから買う、です。

ワカサギは基本的に揚げ物と相性がよいです。天ぷらか、フライだな。

ただ、9月とはいえまだまだ蒸し暑い毎日で、天ぷらという雰囲気ではない。気候はとても大事でして、ここはフライでいこう。そういえば、こないだお好み焼きを焼いたときに残ってたキャベツがあるから、キャベツの千切りととんかつソースと、マヨネーズでフライ定食だ。そんなことを考えて、ぼくは買い物を済ませました。

ところが、帰宅すると、冷蔵庫に豚肉のこま切れが残っている（笑）。

こいつも使ってしまいたい。でも、こま切れをそのまま揚げるのもちょっとなあ。

よし、これは野菜巻きにしよう。そもそも、ワカサギだけ揚げるのはちょっと油がもったいない。せっかくだから他にもいろいろ揚げちまえ。

と急遽予定を変更します。野菜庫を見ると、ナスときゅうりがある。よし、これを細切りにして、豚肉で巻いて、野菜の豚肉巻きフライだ。小麦粉もパン粉も卵もちゃんとあるね。

油は、余ってた油に新しい植物油を足して作ります。家庭料理だから、油は節約して使う。お店みたいに新しい油をたっぷり、とはいきません。節約は大事です。財布のためにも、環境のためにも。

野菜を切って、豚肉を巻いてましたが、けっこう手間がかかりました。そうこうしているうちに奥さんが仕事から帰ってきます。庭仕事が大好きな奥さんは草むしりなどやってましたが（ぼくが自主的にやらないからです）、庭仕事もあらかた片付いたので、不器用に肉を巻いているぼくが気になるらしく、料理に参戦します。小麦粉を付けるのはおまかせし、卵を付けるのはぼくがやり、また渡して、パン粉を付けてもらいます。揚げるのはぼくがやり、盛り付けはお願いする。

おお、やっぱ２人でやるとものすごくスピードが上がる。あっという間にワカサギと野菜の豚巻きフライのできあがりです。途中でパン粉がなくなったので、ワカサギの３分の１は小麦粉だけの簡易唐揚げに予定変更。いいのいいの、家で食べるんだから。

しかし、けっこう大量にできてしまった。というわけで、またまた予定変更でキャベツの千切りはなしにして、フライだけで夕食になります。ご飯をよそい、その日に大阪の鶴橋で衝動買いしたキムチを数品出して、できあがり。

いやー、美味かった、ワカサギ。ちょっとキモの苦味があるので子ども大丈夫かなーと思いましたが、バカスカ食べてくれました。骨も痛くないし、じつに美味かった。野菜の豚肉巻きフライも絶品で、これで魚も野菜もたっぷりな食事になりました。

というわけで、

食材はスーパーで見つけたものを衝動買い。

冷蔵庫に余っているもので、レシピも衝動的に追加。

家庭での揚げ物は油がもったいないので、たくさん揚げる。古い油も（ある程度）気にせず使う。

予定変更を厭《いと》わない。

みたいな感じで、臨機応変に料理しています。これで土曜日の夕食はおしまい。

栄養のバランスも見事に取れています。少ないコストで、美味しく、楽しく、健康によい食事を摂る。まさに「シロさん飯」の実践です。必ずしもシロさんのように1人で作らなくても、そのコンセプトは実践可能なのです。

家事の分担はサッカー的に

ときに、この夕食ではうちの奥さんが突然料理に参戦してきましたが、こういうことはうちではわりとよくあります。

平日は、奥さんのほうが帰宅が遅いことが多いので、ぼくが夕食を準備することが多いのですが、特にルールは決めていません。どっちか手が空いていて、乗り気になっているほうが調理します。奥さんが早朝に夕食の仕込みをしてくれることも多いです。これも、特に約束を定めずに「その場の雰囲気」で決めています。

ぼくはときどき「イクメン」と認識されることがあり、そのテーマで講演を頼まれることがあります。その講演が日曜日の午後スタートの講演だったりして、「本当にこの人たち、イクメンのこととか分かってんのかな」と思うことは多いです（笑）。講演するより、家族といたいじゃないですか、休日の午後。

東京でちょっとした収録の仕事があるとき。収録は時間が読めないので、宿を取ったりします。

でもですね、ぼくは自慢じゃないですが収録でリテイクは出さないんです（笑）。一発で録音も録画もオッケー。たいていは予定よりずっと早く仕事を終わらせます。

そのときに、東京で一泊して、銀座あたりで美味しいものを食べて、どっかに飲みに行って……みたいな感じにはなりません。ホテルをキャンセルして、そのまま新幹線で帰宅してしまいます（笑）。まあ、当日ドタキャンなのでホテル代はもったいないですが、東京で外食しないことを考えると、長い目で見れば帰宅したほうが節約になってます。

その日に帰宅しておかないと、翌日の家事が大変なんです。子どもたちを起こして、支度をさせて、庭の水撒きをして、ゴミ出しの準備をして、洗濯をして、洗濯物を干して、朝食を作って、食べさせて、食洗機に入れて、ルンバのスイッチを入れて。

まあ、家事はだいぶ機械に肩代わりさせていて、そこは共働きなので許しておくれよ、の贅沢なのですが、それでもこれを１人でやるのと、２人でやるのとではえらい違いです。奥さん１人に朝の支度をさせるのは非常に心苦しいので、泊まり仕事はできるだけしない（キリッ）。

そもそも企画の段階で、できるだけ泊まり仕事は断ってます。どうしても回避できないときに、仕方なく泊まる。逆に、ときには奥さんが泊まりの出張のときもありますが、そのときの朝は本当に怒涛《どとう》のような大変な朝になります。いや、これはできれば回避したい。そして、自分がやりたくないことは奥さんにもさせたくありません。

そういう意味では、新型コロナの時代になって、出張が激減したのは本当によいことでした。東京への出張、ほとんどなくなりました。この2年ちょっと、ぼくが東京に行ったのは、院内アウトブレイクを起こした病院を手伝いに行ったときだけです。あとは、学会参加も会議も全部、リモート。新幹線や飛行機で往復していたあの無駄な時間はなんやったんや……と、コロナ以前は自分がもーーーのすごく、時間を浪費していたことに嘆息しました。

よく、家事をどうやって分担するのか、という話題になりますが、うちでは基本的にこれという取り決めはしていません。ただ、ぼくの中ではコンセプトがあって、

・家族とは要するに、ひとつのチームである。
・チームのアウトカム（結果）を出すために、個々人が最適な行動を希求する。

です。

これをぼくはサッカー方式と呼んでいます（笑）。

サッカーにおいて、チームの構成員はそれぞれが「全力」を尽くします。しかし、「全力」を尽くすというのは、ずっと走っているという意味ではありません。試合に勝つという目標のために、個々人が「それぞれに相応《ふさわ》しい」行動を、刹那刹那にとる。これがチームプレイというものです。

たとえば、ぼくが朝食を作っているときは、奥さんが洗濯物を干したりします。その逆のこともあります。いずれにしても、めちゃめちゃ忙しい朝に「どっちが何の家事をするか」で揉めたり、相談するのは、はっきりいって時間の無駄です。その瞬間、瞬間に、自分が何をするのが一番時間を有効に使えるか、を考えるわけです。

ぼくが朝の家事の時間が好きな理由

ぼくは、この朝の喧騒の時間がわりと好きです。時間を有効に使うための、タイムマネジメントのトレーニングとして、よいプラクティスになるからです。

たとえば、お湯を沸かして、コーヒー豆をミルで挽《ひ》いて、フィルターに入れて、コーヒーを淹《い》れる。非常にシンプルなこの作業ですが、お湯を沸かす時間と、コーヒーを淹れる時間がけっこうかかるのです。よって、その間にパンを切ったり、お皿を並べたり、他の仕事をします。子どもの水筒にお茶を入れたり、果物を切ったり。

短時間にたくさんの仕事をこなすためには、ただぼんやりと家事をひとつひとつこなしているだけではダメで、「次は何をやるのがもっとも有効な一手か」を一所懸命に考えながらやります。ちょうど、サッカー選手が「ここはドリブルか、ショートパスか、ロングパスか」と瞬間瞬間に最適な「一手」を考えるように。それも、ゴールという目標から逆算して。

家事というのは本当に多様で大変な仕事で、よって頭をフル回転させて、一所懸命にやらねばなりません。逆にいえば、家事をいかに有効に、時間効率を最大化させてできるか、と工夫するのは、とても楽しいものです。

ぼくは『１秒もムダに生きない』という本を書いたくらいで、タイムマネジメントには非常にうるさい人間です。そのぼくが時間のマネジメントのエクササイズ（練習）をするのにとてもよいと考えているのが、家事なのです。

その日、そのときで、必要とされる家事は異なります。洗濯物が多い日と少ない日、弁当が必要な朝と、必要ない朝。猛暑でたくさん庭の水やりが必要な日と、冬の寒い朝で水やりが必要ない日。

新型コロナの変異株「オミクロン」の出現で、小児の感染が激増しましたが、そのため、我が家の娘たちは何度も学級閉鎖の憂き目に遭いました。学級閉鎖になると何が大変って、給食がないことですよ。よって、学級閉鎖期間中は、我々夫婦の弁当に加え、娘たちの弁当も作らねばなりません。そういう日は、普段の朝の時間の使い方をしていたら、とうてい、間に合わないので、より多くの工夫が必要になります。

朝の時間に「ルーティン」は作りにくい。緩やかな繰り返しこそありますが、その日その日の瞬時の判断もとても大事になります。

また、自分のことだけ考えているのでもダメです。相手の動きも把握しながら、その動きを計算に入れて適切な判断をしなければなりません。これも、サッカー選手と同じですね。自分がオーバーラップして攻撃に参加することを周りが期待しているときは、上がりますし、守備に回ることを期待されているときは、守備に回る。

単純に「自分がやりたいこと」をやるだけでなく、「今、ここで自分に求められていること」を自分で判断し、遂行する。

ときには、どちらかの体調がすぐれないこともあります。風邪を引いていたり、疲労が溜まっていたり、寝不足だったり。

そういうときは、相手を気遣って、こちらの負担を増やすといった判断が必要になります。相手には寝ていてもらう、休んでいてもらう、という配慮も必要でしょう。ちょうど、ケガをしていてコンディションが悪いプレイヤーがいたら、その選手は無理に走らせないように周りが配慮するように。

配慮し、判断し、チームのパフォーマンスを最適化する。これが家庭における家事の要諦《ようてい》だとぼくは思っています。

チームパフォーマンスの最適化、家族のハッピー度合いの最大化

チームのパフォーマンスを上げるためには、まず周りへの配慮が必要です。周囲の状況を判断し、自分が何をしなければいけないのか、何を求められているのかを判断します。適切な判断をみんなが下せば、特に相談しなくても短時間で効率よく家事をこなすことができます。配慮を忘れたり、判断を怠ったり、チームのパフォーマンスを無視したりしていては、家庭における家事のパフォーマンスは決して上がりません。

チームプレイにおいては「平等」は目指す必要がありません。チームパフォーマンスを最

適化しようとすれば、１人に過度な負担はかからなくなります。１人だけ走っているサッカーチームが勝てるわけがないでしょ。

かといって、「みんなが走る距離を同じに合わせよう」なんてことに拘泥《こうでい》しているチームは、これはこれで「勝てるわけがない」チームです。瞬時、瞬時に、走らなければならないプレイヤー、走らなくてもいいプレイヤー、走ってはいけない（そのときは休んでいるべき）プレイヤーがいます。短距離ダッシュが武器のプレイヤー、長いランが得意なプレイヤーもいます。攻撃が得意なプレイヤーも、守備が売りのプレイヤーもいます。チームパフォーマンスを最適化するためには、ダッシュが得意な選手にダッシュさせ、ロングランが得意な選手にロングランさせ、攻撃が得意な選手に攻撃を任せ、守備が売りの選手に守備を頼むのが一番です。みんな平等にダッシュ、ロングラン、攻撃、守備をしていたら、これは「幼稚園児のサッカー」でして、ボールに向かってみんなで一斉に走り、追いかけ回すのです。絶対にこんなチームは勝てません。

家事も同じで、得意、不得意、好き嫌いはあります。ぼくは床磨きは苦手で、好きでもありません。うちの奥さんは床がきれいでないと不機嫌で、床磨きが上手で、おまけに好きです。よって床磨きは奥さんの仕事になり、ぼくは手を出しません。下手に手を出すと不機嫌になるし……。逆に、うちの奥さんはアイロンがけにはまったく興味がなく、これはもっぱらぼくの仕事です。そういうものなのです。

アウトカム（結果）から逆算するということは、「普段とは異なる判断の可能性」も常に念頭に置いておきます。攻撃の選手だって、場合によっては守備に回ることが必要になることもあります。守備の選手がオーバーラップして攻撃参加することもあるでしょう。状況判断が、次の行動を促すのです。ここでも頭は常にフル回転するのが大事です。

洗濯物を干すのはたいていは奥さんの仕事で、それは彼女のほうが衣服をきれいにピンと伸ばして干せるからです。ぼくだとどうしても雑になって、上手に洗濯物を干せません。とはいえ、彼女が出張でいないときとか、他の仕事で忙しいときとかは、ぼくが代行するのが筋というものでしょう。過度に役割分担しすぎると、チームパフォーマンスは落ちるのです。

パフォーマンスの最適化はとても大事です。それは家族みんなのハッピー度合いを最大化するといってもよい。誰かがみんな背負い込んでいたら、とてもハッピーな家族とはいえません。そこには恨みの思い、ルサンチマンが生じるからです。

かといって、みんなをきちんきちんと平等化する管理社会的な家庭も窮屈《きゅうくつ》ですし、つまらないし、なによりも管理のコストがかかりすぎです。時間管理をする時間を省略したほうが、全体のパフォーマンスは絶対に上がります。そういう発想が必要です。

みんなが得をするほうが、みんながハッピーになりやすい。

朝の家事でタイムマネジメントに熟練する

もうひとつ、朝の家事がサッカーに似ていることがあります。

それは、終了時間が決まっていること。

スポーツには、野球やテニスのように試合時間があいまいなものと、サッカーやバスケットボール、柔道やボクシングのように、試合時間が比較的厳密に決められているものがあります。

後者の場合、「時間の使い方」はとても重要です。いわゆる「時間稼ぎ」をすることもあるでしょうし、時間が足りないことで、平時の戦術を放棄せねばならないこともあります。

朝の家事も、出勤時間という制限がありますから、そのタイムアップの時間から逆算して戦術を練らねばなりません。朝起きる時間から、洗濯機を回す時間から、干す時間、すべて時間との闘いになります。これもまた、タイムマネジメントのトレーニングとして、朝の家事が有効な理由の一つです。

働き方改革とか、イクメンとか、男女平等なんとかとか、いろんなキーワードが飛び交うわりには、現在の日本ではやはり、女性のほうに家事の労務が重くのしかかり、男性のほうはあまり家事をしません。

しかし、ここで発想の転換をしてみてはどうでしょうか。すなわち、男性は「職場でのタイムマネジメントのトレーニングとして、朝の家事に参加する」のです。

ぼくが知る限り、日本の労働者はおおむね、タイムマネジメントが苦手です。というか、時間という概念を「価値あるもの」と考えていない節すらあります。

その典型が、病院と大学でして（笑）、両方に勤務しているぼくとしては、周りの時間に対する杜撰《ずさん》な態度に、いつもイライラさせられています。まじで。

無駄な書類、無駄な会議といった、いわゆるブルシットジョブの多いこと、多いこと。時間効率を考えない動き方、頭の使い方。病院の人間（特に医者）と、大学の人間（特に教員）は、「時間は無限大にあるもの」と勘違いしている人もとても多いです。だから、ダラダラと夜遅くまで残業体質になるのです。

しかし、グローバル化が進み、職場でも外国の方が参入してくる現在、あるいは将来の世の中で、今までどおりに時間の概念をガン無視したガラパゴスな仕事の仕方は、許容されません。外国人の教授などが入ってきたら、現在の非効率極まりない教授会の進行には、我慢ができないことでしょう。

とはいえ、「できない」を「できる」にするには訓練が必要です。

そこで、朝の家事です。タイムリミットのある朝の家事を、いかに効率的に、そしてチームとしてこなすことができるか。これをトレーニングの一環として行なえば、女性の家事問題はそうとう改善されますし、職場のタイムマネジメントももっとマシになるように、ぼくは思います。

そんなわけで、皆さんもぜひ「朝の家事」に参加し、タイムマネジメントに熟練していただきたいと願っています。

本当の意味での「ジェネラル」を

本書では金融・ファイナンスのコンセプトを応用して、小さなコストで最大限の利益を得るような「食の健康」のコンセプトを提唱しました。また、サッカーのプレイにヒントを得て、家事のバランシングについても意見を述べました。

ラグビーで日本代表を指揮した、エディ・ジョーンズは、サッカー界のレジェンドであるペップ・グアルディオラ監督（マンチェスター・シティー）に会って、様々な議論をしたそうです。

グアルディオラは、自身が超名プレイヤーでしたが、それ以上にマネジャー（監督）として優れていました。彼はスペインのＦＣバルセロナを世界トップ・レベルのチームにしたあとで、ドイツのバイエルン・ミュンヘンを率い、現在はイングランドのマンチェスター・シティーを指揮しています。世界最高のフットボールの指揮官を選べと問われれば、必ず候補に上がることが間違いない名将です。長いサッカーの歴史にも必ずその名前を残すことでしょう。

さて、そのペップは、ラグビーやハンドボールなどを観戦するのが趣味なんだそうです。また、チェスの名プレイヤーとも親交があり、チェスについてもよく研究しているのだそうです（結城康平『欧州サッカーの新解釈。ポジショナルプレーのすべて』footballista）。

つまり、ペップはサッカーの専門家であるのみならず、ラグビーやハンドボールなど、他の球技の戦術を丁寧に観察し、分析します。チェスの戦法にサッカーとの共通点を見いだします。そして、サッカー界で秀逸な、トップクラスの戦術を選択し、ときに新しい戦術を編み出します。サッカーにどっぷり浸かった名将たちが気づきもしなかった新戦術です。

エディ・ジョーンズも、同様の考え方で、他球技に所属するペップからたくさんのことを吸収しているのでしょう。

どこの業界にも「ジェネラリスト」と「スペシャリスト」がいます。しかし、ぼくが思うに、ペップこそが真の意味での「ジェネラリスト」なのだと思います。

つまり、彼は「ジェネラル＝一般化」を徹底して行なうのです。サッカーの外の世界からサッカーを見ることのできるジェネラリストです。

これに対して、通俗的なジェネラリストは、広い守備範囲を持っているようで、じつは「業界の蛸壺《たこつぼ》」から一歩も出ていなかったりします。

たとえば、医療・医学の世界でも、総合診療医とか家庭医と呼ばれる「ジェネラリスト」がいます。彼らは通俗的な内科、外科、小児科などの守備範囲を超えて、広範囲な医療問題と取っ組み合う秀逸なプロ集団です。

しかし、その一方で、その哲学や発想の仕方は、基本的に医療・医学の枠内にとどまっており、そこから飛び出して自らを相対化することはありません。

ぼくがＦＰの資格を取った理由——新たな世界観がもたらす価値

たとえば、多くの総合診療医や家庭医たちは、「患者中心の医療」といって、患者の意向に寄り添った診療をするんだ、と言います。

しかし、ファイナンシャル・プランナー（ＦＰ）でもあるぼくの目線から考えると、彼らの多くの価値観は、非常に医療・医学寄りで、本当の意味では患者の意向に寄り添っていないように思います。

ＦＰはクライアントのライフプランをまず聞き、そのライフプランから逆算して、どのようなお金の使い方、お金の貯め方をするのがよいかをアドバイスします。ＦＰの仕事は、決してクライアントを金持ちにすることではないのです。金持ちになりたい、というクライアントの手伝いは「そういうやり方」でしますけど。

そうではなくて、ＦＰは、クライアントの生き方に寄り添ってお手伝いをする、要するにファイナンスにおけるコンシェルジュのような存在なのです。ですから、お金の使い方はあくまでもテクニカルな問題で、根幹にあるのはクライアントの「生き方」です。

生き方は人それぞれで、ビジョンもプランも異なります。よって、１００のクライアントがいれば、１００の異なるアドバイスが必要になります。

翻《ひるがえ》って、医療者は、まず「健康になること」「健康でいること」を大前提に患者と向き合います。また、「健康でいさえすれば」、それ以上のライフプランに立ち入ることはありません。彼らがこのあとどのように収入を得たいかとか、どのような家族を持ちたいかとか、どこに住みたいかとか、どんなことをしたいかについては一所懸命耳を傾けて聞きますが（医者は傾聴が大事、と教わるので）、かといってそのライフプランから逆算したプロフェッショナルなアドバイスができているわけではありません。

たとえば、ある人が「ぼくは葉巻の収集が趣味で、世界中の葉巻を全部楽しんでみたいんだよ」と言ったとしましょう。

ＦＰであれば、「分かりました。では、そのためにはどのくらいの予算が必要か、計算してみましょう。そして、現在ある資産から、いつごろその夢が実現できるか、プランニングしてみましょう」と答えることでしょう。ホテルのコンシェルジュなら、「それなら、おすすめのシガーバーをお教えしますよ」と言ってくれるでしょう。

しかし、医者にこんなことを言えば、「何を馬鹿なこと言ってるんです。葉巻なんて健康に悪いんだから、吸わないほうがいいですよ」と（言い方は変わるでしょうが）嫌な顔をされることでしょう。

というか、それ以前に、「たぶん、そんなことを言えば医者には嫌な顔をされるに決まっている。特に真面目な家庭医あたりは絶対ムリ」と、医者にはこの夢は打ち明けてくれない可能性が極めて高い。

医者の中にはひどいのがいて、「俺はタバコの煙の臭いがそもそも嫌いだ」と、自分の好悪を露骨に価値判断に入れている人すらいます（まじで）。ほら、「患者中心の医療」なんてどこいったんでしょうね。

医療業界でいうところの「患者中心の医療」は、たいていは「ただし、我々の価値観のフレーム内での話だけどね」という注釈がついているのです。

ぼくは、医者も、ほかの業種の価値観や戦術や戦略を、積極的に勉強すべきだと思っています。医療・医学のフレームの中だけではなく、より一般化された世界観や価値観での考え方ができるようになれば、それは医療・医学の進歩、進化に資すると思っているからです。

ぼくがＦＰを取った理由の一つもそれです。ペップがハンドボールから新しいサッカーの戦術を編み出したように、新たな世界観が新たな価値を、その業界内にもたらす可能性は高いのです。

そういう意味では、日本の医療界、医学界では、まだまだ真の「ジェネラリズム」が育っていないと思います。「ジェネラリスト」と自称する人も、じつは医療・医学のどっぷりなスペシャリストなのです。

医療のフレームの外から患者に寄り添う——スポーツ医学、旅行医学の例

もちろん、医療の世界にも「一般化」の兆しがまったくないわけではありません。

たとえばスポーツ医学。これはスポーツと医学を結びつけた、より一般化された概念です。特にプロの選手に寄り添ったスポーツ医学は、内科系であれ、外科系であれ、かなりクライアント（ここではプレイヤー）の世界観に寄り添っていると思います。

ぼくらもときどき、プロのアスリートの病気を診ることがありますが、そのときは「この人の膝は、将来世界一になりたいという夢にくっついた膝なのだ」とか、「将来、億単位の金を稼ぐ膝かもしれない」という「価値」から逆算して治療プランを考えます。

じつは多くのスポーツは、「健康に悪い」ことが分かっています。「健康によい」運動は、

アマチュアレベルの軽いスポーツであり、プロフェッショナル・レベルのスポーツは、ほとんど健康という観点からはよろしくない。

マラソンも、ゴルフも、サッカーも、野球も、健康には悪い。最近は、サッカーのヘディングが脳の認知機能を低下させることが臨床研究で示されました（*77）。もっとも、サッカー選手は虚血性心疾患や肺がんにはなりにくいので（たぶん、タバコを吸わないからでしょう）、そういう意味では一種のトレードオフなのかもしれませんが。

そういうわけで、最近は、少年サッカーではヘディングを禁止すべきだ、といった議論も起きています。しかし、サッカーの試合からヘディングを排除しようとか、サッカーそのものを禁止しようという動きは、少なくともぼくが知る限りはありません。

スポーツ医学の目標は「健康」そのものではありません。選手のパフォーマンスを最大化して、「夢」を叶えさせることにあります。健康は手段であって、目的ではないのです。

間違っても関取に「もっと痩せないとダメだよ」とか、ラガーマンに「ラグビーは脊椎損傷などのリスクがあるから、こんなスポーツはやめちまいな」なんて言わないわけです。

あるいは、旅行医学（トラベル・メディスン）。これは、主に海外旅行するときの健康リスクに対峙する専門領域で、ぼくの守備範囲でもあります。

旅行はリスクに満ちています。

飛行機に乗るだけでも、時差ボケ、エコノミークラス症候群、宇宙線曝露《ばくろ》などのリスクを背負います。現地では、感染症や犯罪や事故やテロや、場合によっては戦争などのリスクがあります。ロック・クライミング、スカイダイビング、海中やジャングルの探検など、生命リスクが非常に高まる「旅行」もあります。

しかし、旅行医学の目標も、スポーツ医学同様、彼らの「夢の」達成です。健康はそのための手段にすぎません。健康そのものが目的になるならば、スカイダイビングなんて論外なのです。

ですから、旅行医学においては、どんな危険な旅のプランも全否定はしません。仮に、戦地に赴《おもむ》くジャーナリストであっても、否定はしません。そして、彼・彼女が現地でのミッションを行なう上で問題とならないよう、下痢の予防法を伝授したり、時差ボケの解消法をお伝えしたりするのです。

先日も、ある妊婦さんが受診されました。彼女は欧州の某国出身の方で、現在は日本に滞在中なのですが、出産は自分の国で「里帰り出産」したいそうなのです。

通俗的な医学的アドバイスであれば、「妊婦が長距離のフライトなんてもってのほか」と渡航を禁じておしまいです。しかし、旅行医学においては「リスクは全否定」ではなく、「リスクをどこまで低減できるか」という発想をします。イエス、ノーのデジタルな発想ではなく、アナログな「どこまで許容できるリスクか」という発想です。

あれやこれやのアドバイスをしたり、医師から航空会社への手紙を書いたりして、彼女は無事に帰国し、元気な赤ちゃんを産みました。

そういう意味では、旅行医学は、医療・医学の蛸壺化を回避するためにはけっこう有効な専門領域でして、ぼくはこれを学んでとてもよかったなあ、と思っています。

医師の頭脳は、業界の常識にどっぷり浸かっていて、しかもそのことに気づいてすらいない。外の世界を見ていないからです。

だから、医師の頭を「イシアタマ」なんて呼んだりします（笑）。言い得て妙ですね。

妊婦にも厳しすぎないように

妊娠すると、女性は、あれをやるな、これをやるなと厳しく指導されます。お腹の赤ちゃんに悪影響が出ないようにするためです。

特に生ものには注意するように言われます。火の通っていない食品には菌の汚染があることが多く、特に妊婦に感染しやすい菌もあるからです。

代表例はリステリア。これは火の通っていないチーズや乳製品、生ハム、果物、魚介類などについています。妊娠していなければめったに病気を起こさないのですが、妊婦だと髄膜炎や新生児の感染症などの原因になります。

食べ物には火を十分に通す、が原則です。

ただし、妊婦が寿司や刺し身を食べて、健康問題が生じることはめったにありません。寿司ネタですと、リステリアのリスクは高くありません。もちろん、リスクはゼロじゃないですけど、それは妊婦じゃなくても同様です。

なのでぼくは、「ときどきだったら」寿司や刺し身はＯＫですよ、とお伝えしています。ただし、「ねぎとろ」と魚卵（イクラなど）などは、リステリアで汚染されていることが多いので、避けましょう（＊78）。

あと、コーヒーなどカフェインは、妊婦や胎児に有害ではないことが、システマティック・レビューで示されています。これもあまり飲みすぎるのは問題ですが、１日数杯飲む程度なら大丈夫（＊79）。

お酒については、たくさん飲むと胎児に悪影響があることが分かっており、もちろんおすすめできませんが、一方で、1日1杯程度なら、胎児への悪影響が見られなかったという研究もあります。もっとも、このへんは異論のあるところで、この問題には決着がついていません(＊80)。

とはいえ、ときどき宴席で一口たしなむ程度なら問題ないでしょう。ここでも「お前は妊婦だから」とあまり脅しをかけすぎるのは問題です。

タバコは基本的にアウトですね。よしておいたほうが無難です。受動喫煙も問題なので、パートナーの男性も吸わないほうがよい。ただし、道ですれ違う程度の「受動喫煙」であれば、健康への影響はほとんどないので、あまり神経質になりすぎないようにするのも大事です。それはそれで、健康によくない。

「化学」は体に悪く、「自然」は体によい？

健康によくない、ということでいえば、「味の素」は健康に悪い、そう思っている人はいませんか。

味の素の主成分はグルタミン酸ナトリウムです。以前は化学調味料と呼ばれていましたが、「化学」という名前が「印象が悪い」という理由で、「うま味調味料」と名前が変わっています。

たしかに以前は、グルタミン酸ナトリウムは健康によくないといわれたものです。中華料理によく「味の素」が使われるのですが、中華料理を食べたあと、喘息発作などを起こす人が出現し、中華料理店症候群（Chinese restaurant syndrome）とか、ＭＳＧ症候群（monosodium glutamate〔MSG〕syndrome）と呼ばれていました（＊81）。

ぼくも研修医のときは、そう教わりました。１９９８年からニューヨーク市の病院で研修していましたが、「チャイナタウンでご飯を食べたら体調を崩す」みたいな患者さんを診ては、「ああ、これはＭＳＧ症候群だな」なんて思っていました。

ところが、その後の研究で、グルタミン酸ナトリウムは、健康被害とは関係ないことが分かりました。とんだ冤罪だったのですね。いやー、ぼくも大反省です（＊82）。

でも、今でも「化学調味料は健康によくない」と信じている人は多いようです。そして、「化学」調味料を「うま味」調味料と改名せねばならないほど、「化学」の印象は悪い。

まさに、我々は「情報を食べている」のです。いや、「雰囲気を食べている」といってもよいかもしれません。雰囲気と空気が「正しさ」の根拠となるのです。「化学」な食材は体に悪い、「自然」な食材は体にいい、というふうに。

たしかに、グルタミン酸ナトリウムの使いすぎは、食べ物の風味を損なったりします。強い刺激で「舌がバカになる」こともあります。大量にばっさばっさ料理にかけるのはよろしくないでしょう。

しかしですね。そもそもグルタミン酸ナトリウムは、昆布からの抽出物なんですよ。要するに、「化学調味料」には「昆布だし」と同じものが入っているってわけです。

昆布だしだとよくて、「化学」調味料だとよくない。中身はおんなじ。まさに、「情報を食べている」……いや、情報ですらない。「ネーミングを食べている」。

雁《かり》屋《や》哲《てつ》原作の『美味しんぼ』でも、化学調味料は批判されています。まずいうえに、舌が化学調味料に慣れてしまうと、舌がバカになって、自然の物の味が分からなくなってしまうというのです（第9巻）。

でも、同じ『美味しんぼ』で、昆布の粉末は、食べ物が美味しくなるとして「最高の調味料」「本当に贅沢《ぜいたく》」と絶賛されていました（第89巻）。なんでやねーん。

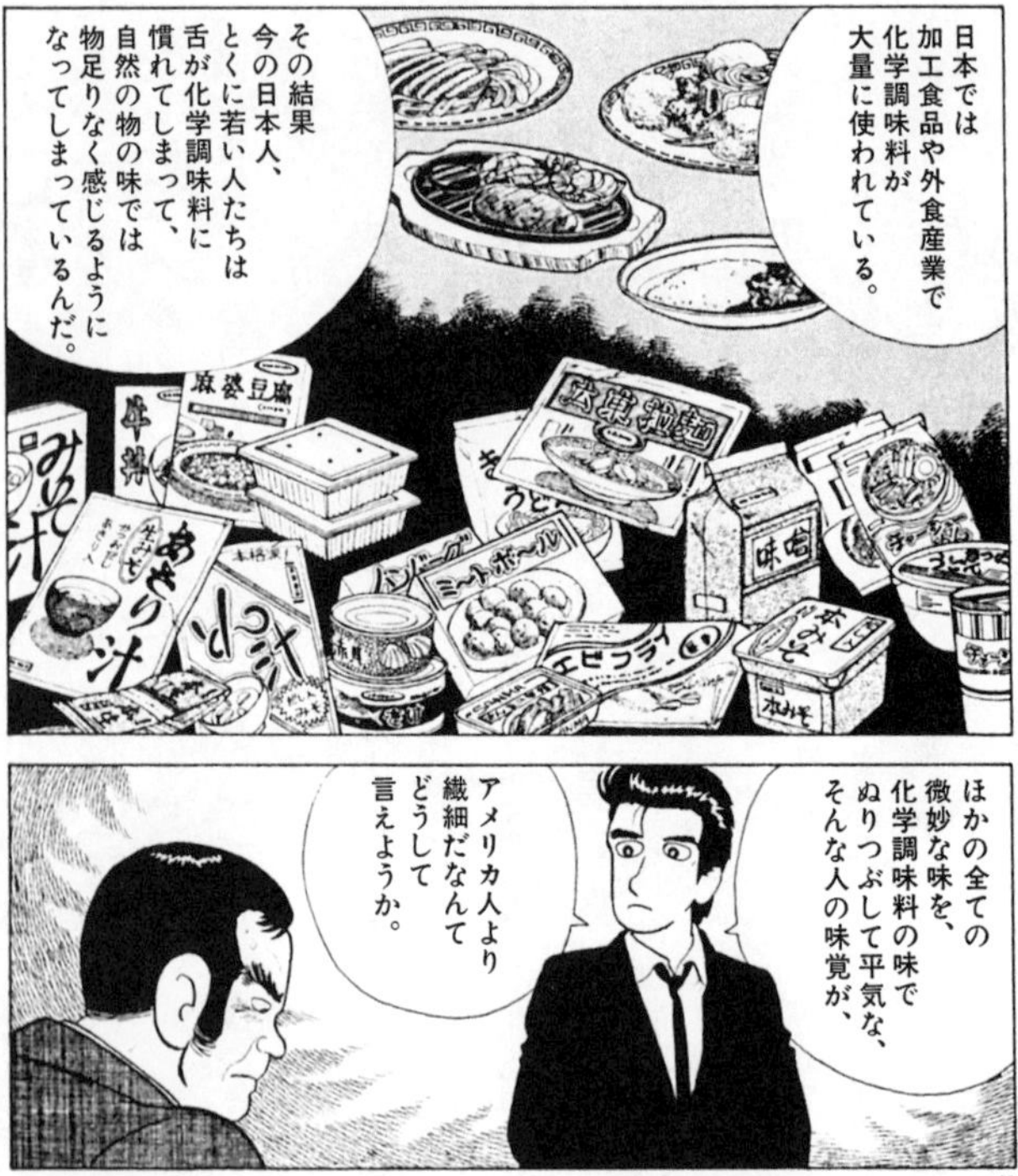

作・雁屋哲、画・花咲アキラ『美味しんぼ』第9巻より（小学館、1987年）

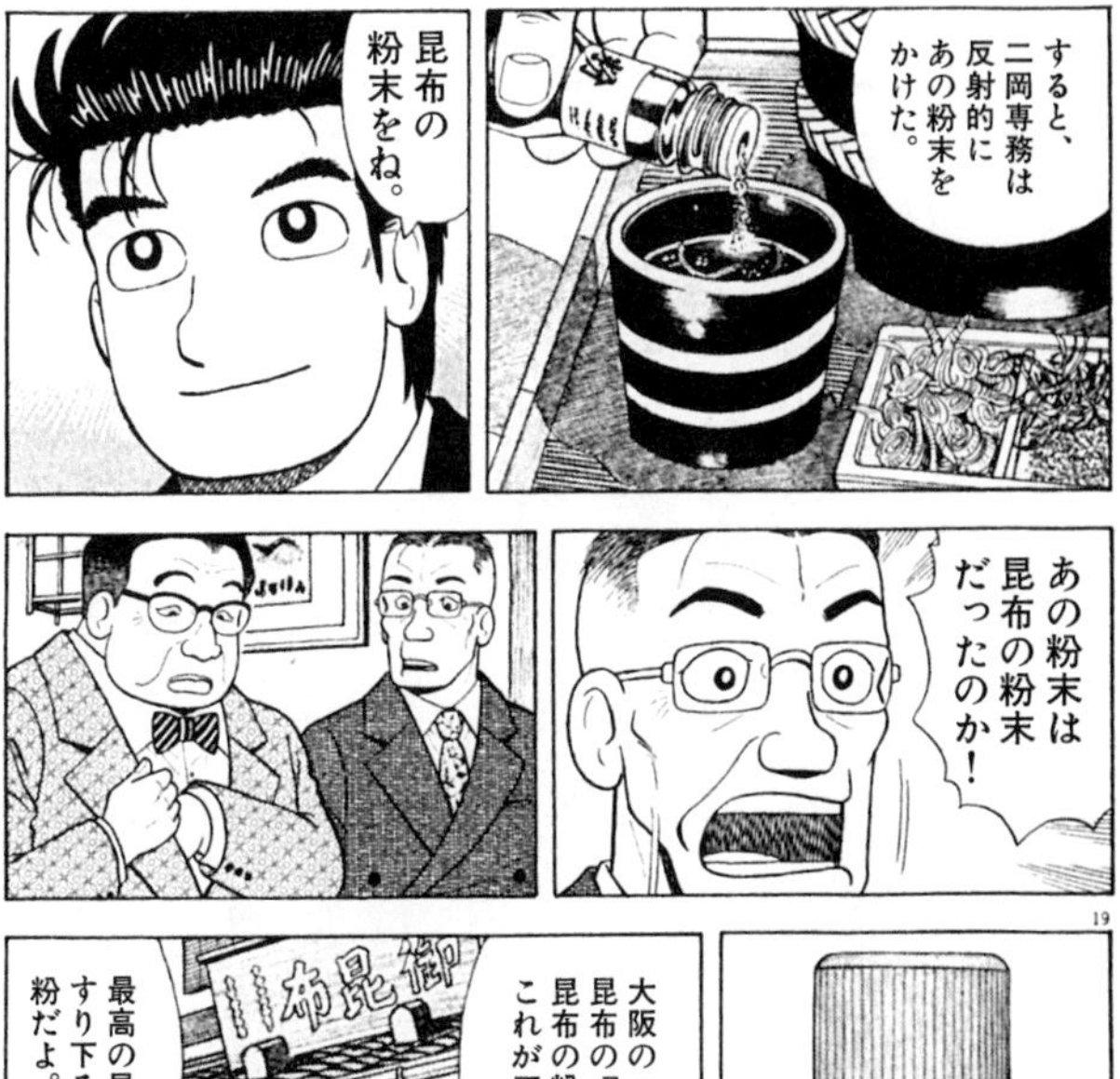

『美味しんぼ』第89巻より（小学館、2004年）

「何を食べるか」から「どう食べるか」に

正しい食事、とか、健康によい食事の議論では、「何を食べるか、何を食べてはいけないか」という、善玉、悪玉的な議論が中心になりがちです。

しかし、「どのように食べるか」というのも、等しく重要な問題だとぼくは思っています。

食事はゆっくり時間をかけて、楽しく、できれば複数人で楽しみたいものです。まあ、最後のひとつは、新型コロナのせいで、ハードルの高い目標になってしまいましたけれど。

時間をかけて食べるのは、よく噛むことや、満足感にもつながります。満足感は「食べすぎ」の防止にも有用です。

楽しく食べるのが大事なのは、当然で、理由を説明する必要はありませんね。一人で食べる食事よりも、複数人で食べたほうが、会話が生まれますから、結局のところ、食事時間が延びます。ま、一緒に食べている人同士の仲がよい、というのが条件になりますが。

「黙食」が励行されるコロナの時代において、「会話を楽しみながらの食事」は贅沢な目標です。これが可能になるのは同居の家族くらいでしょうか。もちろん、現在はシェアの時代でもありますから、家族持ちでない人、恋人と同居していない人でも、他の方と住居をシェアすれば、一緒に楽しく食事をする、という目的は達成できるでしょう。

前掲のファンゾによると、社会科学的な「どう食べるか」は、各国の食生活指針にも取り入れられつつあるようです。

たとえば、ブラジルの食生活指針では、「家庭で食材をまるごと調理する」「作りたての料理や食事を選ぶ」といったことが推奨されています。

また、２０１９年のカナダの食生活指針では、「より頻繁に料理をすること」「誰かと一緒に食事をすること」「食習慣に気を配ること」そして「食事を楽しむこと」が推奨されています。うーん、ぼくが主張してきたこととおんなじやん。ようやく時代が俺についてきたぜ（笑）。

そんなわけで、世界の食科学の領域も、「何を食べるか」だけでなく、「どのように食べるか」といった社会科学的側面や、食の幸福といった側面にも着目するようになりました。とてもよいことだと思います。

科学的に妥当性が高く、お金をむやみに使わず、そして楽しく健康になろう、という食事。

ぜひ、皆さんも取り入れてみてください。

おわりに

かつて、ぼくは『1秒もムダに生きない』という本を書いて、タイムマネジメントの大切さを論じました。2011年に出版したこの本は、当初「何を言っているか分からない」という批判を受けたこともありましたが、ムダな時間を削り取ることで、より大切なことにじっくり時間を使う、という概念は、近年の「働き方改革」でようやく理解されはじめ、同書は数周遅れでそのコンセプトが「常識化」したんじゃないかと思っています。ま、少し時代を先取りしすぎたんですね（笑）。

食事についても同様です。単に栄養価が高いとか、長寿になるとかならない、という健康食の議論からさらに進んで、「食材や、食事を作ってくれた人に感謝する」「食事を誰かと楽しく食べる」といった、「食の価値」「食事の価値」そのものを加味しているのが本書の特徴です。

こういった考え方は、なにもぼくオリジナルの考え方ではなくて、本書で紹介したように、ブラジルやカナダの食生活指針にも同様の概念が込められています。

とはいえ、まだこのような考え方は、日本では一般的ではないですし、医学の世界で世界をリードしているアメリカ合衆国や英国でも普及していないコンセプトです。やっぱ、俺ってここでも時代を先取りしてるのかな（笑）。

冗談はともかく、食や食材に感謝の気持ちを持つのは、近年流行のＳＤＧｓにも、とても有効です。

たしかに、肉の消費に警鐘を鳴らしたり、食品ロスを批判するのも必要なことでしょう。

しかし、その根っこにある「食や食材に感謝の気持ちを持つ」というコンセプトがなければ、ＳＤＧｓも形式的なものになって、あまりうまくいかないんじゃないかと思います。

逆に、食や食材に心から感謝の気持ちを持てば、乱暴な食事の仕方や、無下《むげ》な食品の廃棄は自然に抑制されますから、長期的にはＳＤＧｓのゴールにより近づきやすいんじゃないでしょうか。

環境についても同様です。

環境を保護する、といういわゆる「上から目線」ではなく、自然環境があることそのものに感謝の気持ちを持つのが、やはり一番大事なことです。

ワークライフバランスについても同様で、家事という営みの大切さを認識し、感謝し、そして参加することが大事なのです。家事があたかも一段低い、下等な営為であるかのように述べる人は、本当の意味でのワークライフバランスは達成できないとぼくは思っています。家事、大事です。

感謝は気持ちの問題です。健康によい食材を吟味するのは科学の営為です。医療はアートとサイエンス、とよく申しますが、食の健康についても、アートとサイエンスの上手な融合こそが大事なのだとぼくは思います。

よい食事があなたを幸せにしてくれるように、本書がちょっとでも、そのお役に立てますように。そうお祈りして、おわりの言葉とさせてください。

【引用文献】

(＊1) Foster GD, Wyatt HR, Hill JO, McGuckin BG, Brill C, Mohammed BS, et al. A randomized trial of a low-carbohydrate diet for obesity. N Engl J Med. 2003 May 22;348(21):2082–90.

(＊2) Samaha FF, Iqbal N, Seshadri P, Chicano KL, Daily DA, McGrory J, et al. A low-carbohydrate as compared with a low-fat diet in severe obesity. N Engl J Med. 2003 May 22;348(21):2074–81.

(＊3) Stern L, Iqbal N, Seshadri P, Chicano KL, Daily DA, McGrory J, et al. The effects of low-carbohydrate versus conventional weight loss diets in severely obese adults: one-year follow-up of a randomized trial. Ann Intern Med. 2004 May 18;140(10):778–85.

(＊4) Rafiullah M, Musambil M, David SK. Effect of a very low-carbohydrate ketogenic diet vs recommended diets in patients with type 2 diabetes: a meta-analysis. Nutrition Reviews. 2022 Mar 1;80(3):488–502.

(＊5) Fogel A, Goh AT, Fries LR, Sadananthan SA, Velan SS, Michael N, et al. Faster eating rates are associated with higher energy intakes during an ad libitum meal, higher BMI and greater adiposity among 4·5-year-old children: results from the Growing Up in Singapore Towards Healthy Outcomes (GUSTO) cohort. Br J Nutr. 2017 Apr;117(7):1042–51.

(＊6) Garcidueñas-Fimbres TE, Paz-Graniel I, Nishi SK, Salas-Salvadó J, Babio N. Eating Speed, Eating Frequency, and Their Relationships with Diet Quality, Adiposity, and Metabolic Syndrome, or Its Components. Nutrients. 2021 May 15;13(5):1687.

（＊７）おにぎりまとめ「【マナー】回転寿司で「シャリを残す」行為がネットで大きな話題に！・」 https://matome.eternalcollegest.com/post-2147429578967041101

（＊８）小林和正「出土人骨による日本縄文時代人の寿命の推定」『人口問題研究』厚生省人口問題研究所編、１０２号（１９６７年４月）、１～10頁。
https://www.ipss.go.jp/syoushika/bunken/data/pdf/14210801.pdf

（＊９）Tosti V, Bertozzi B, Fontana L. Health Benefits of the Mediterranean Diet: Metabolic and Molecular Mechanisms. The Journals of Gerontology Series A: Biological Sciences and Medical Sciences. 2018 Mar;73(3):318–26.

（＊10）Lynch SV, Pedersen O. The Human Intestinal Microbiome in Health and Disease. N Engl J Med. 2016 Dec 15;375(24):2369–79.

（＊11）Is white bread just as healthy as brown?
https://www.nicswell.co.uk/health-news/is-white-bread-just-as-healthy-as-brown

（＊12）Korem T, Zeevi D, Zmora N, Weissbrod O, Bar N, Lotan-Pompan M, et al. Bread Affects Clinical Parameters and Induces Gut Microbiome-Associated Personal Glycemic Responses. Cell Metabolism. 2017 Jun 6;25(6):1243-1253.e5.

（＊13）Hu EA, Pan A, Malik V, Sun Q. White rice consumption and risk of type 2 diabetes: meta-analysis and systematic review. BMJ. 2012 Mar 15;344:e1454.

（＊14）Nanri A, Mizoue T, Noda M, Takahashi Y, Kato M, Inoue M, et al. Rice intake and type 2 diabetes in Japanese men and women: the Japan Public Health Center-based Prospective Study.

The American Journal of Clinical Nutrition. 2010 Dec 1;92(6):1468–77.

(＊15) van Dam RM. A Global Perspective on White Rice Consumption and Risk of Type 2 Diabetes. Diabetes Care. 2020 Oct 12;43(11):2625–7.

(＊16) Okada Y, Park SY, Wilkens LR, Maskarinec G, Shvetsov YB, Haiman C, Le Marchand L. White Rice Consumption and Risk for Colorectal Cancer among Japanese Americans: The Multiethnic Cohort Study. Journal of Epidemiology. 2021 Aug 12;advpub:JE20200611.

(＊17) Is olive oil making you fat? The truth revealed! The Times of India [Internet]. [cited 2022 May 27]. Available from: https://timesofindia.indiatimes.com/life-style/food-news/is-olive-oil-making-you-fat-the-truth-revealed/photostory/76853311.cms?picid=76854065

(＊18) Pounis G, Castelnuovo AD, Costanzo S, Persichillo M, Bonaccio M, Bonanni A, et al. Association of pasta consumption with body mass index and waist-to-hip ratio: results from Moli-sani and INHES studies. Nutr Diabetes. 2016 Jul;6(7):e218.

(＊19) 山下一仁研究主幹「ウクライナ侵攻は日本に食糧危機を起こすか～小麦輸出制限でわかるロシアの困窮度」[Internet]. キヤノングローバル戦略研究所　[cited 2022 May 25]. Available from: https://cigs.canon/article/20220331_6678.html

(＊20) DASH diet and High Blood Pressure [Internet]. WebMD. [cited 2022 May 26]. Available from: https://www.webmd.com/hypertension-high-blood-pressure/guide/dash-diet

(＊21) https://www.maff.go.jp/j/syouan/seisaku/trans_fat/t_torikumi/

(＊22) Obesity Rates by Country 2022 [Internet]. [cited 2022 May 26]. Available from:

https://worldpopulationreview.com/country-rankings/obesity-rates-by-country

(＊23) Solan M. Dairy: Health food or health risk? [Internet]. Harvard Health. 2019 [cited 2022 May 26]. Available from: https://www.health.harvard.edu/blog/dairy-health-food-or-health-risk-2019012515849

(＊24) Kim J, Choi J, Kwon SY, McEvoy JW, Blaha MJ, Blumenthal RS, et al. Association of Multivitamin and Mineral Supplementation and Risk of Cardiovascular Disease: A Systematic Review and Meta-Analysis. Circ Cardiovasc Qual Outcomes. 2018 Jul;11(7):e004224. Fortmann SP, Burda BU, Senger CA, Lin JS, Whitlock EP. Vitamin and mineral supplements in the primary prevention of cardiovascular disease and cancer: An updated systematic evidence review for the U.S. Preventive Services Task Force. Ann Intern Med. 2013 Dec 17;159(12):824–34.

(＊25) Zhao JG, Zeng XT, Wang J, Liu L. Association Between Calcium or Vitamin D Supplementation and Fracture Incidence in Community-Dwelling Older Adults: A Systematic Review and Meta-analysis. JAMA. 2017 Dec 26;318(24):2466–82.

(＊26) Chiodini I, Bolland MJ. Calcium supplementation in osteoporosis: useful or harmful? Eur J Endocrinol. 2018 Apr;178(4):D13–25.´ Bolland MJ, Grey A, Reid IR. Should we prescribe calcium or vitamin D supplements to treat or prevent osteoporosis? Climacteric. 2015;18 Suppl 2:22–31.

(＊27) Morton RW, Murphy KT, McKellar SR, Schoenfeld BJ, Henselmans M, Helms E, et al. A systematic review, meta-analysis and meta-regression of the effect of protein supplementation on resistance training-induced gains in muscle mass and strength in healthy adults. Br J Sports

Med. 2018 Mar 1;52(6):376–84.
(＊28) Chowdhury R, Warnakula S, Kunutsor S, Crowe F, Ward HA, Johnson L, et al. Association of Dietary, Circulating, and Supplement Fatty Acids With Coronary Risk:A Systematic Review and Meta-analysis. Ann Intern Med. 2014 Mar 18;160(6):398–406.
(＊29) Rizos EC, Ntzani EE, Bika E, Kostapanos MS, Elisaf MS. Association between omega-3 fatty acid supplementation and risk of major cardiovascular disease events: a systematic review and meta-analysis. JAMA. 2012 Sep 12;308(10):1024–33.
(＊30) Rimm EB, Appel LJ, Chiuve SE, Djoussé L, Engler MB, Kris-Etherton PM, et al. Seafood Long-Chain n-3 Polyunsaturated Fatty Acids and Cardiovascular Disease: A Science Advisory From the American Heart Association. Circulation. 2018 Jul 3;138(1):e35–47.
(＊31) Brasky TM, Darke AK, Song X, Tangen CM, Goodman PJ, Thompson IM, et al. Plasma phospholipid fatty acids and prostate cancer risk in the SELECT trial. J Natl Cancer Inst. 2013 Aug 7;105(15):1132–41.
(＊32) Lee Y, Berryman CE, West SG, Chen CYO, Blumberg JB, Lapsley KG, et al. Effects of Dark Chocolate and Almonds on Cardiovascular Risk Factors in Overweight and Obese Individuals: A Randomized Controlled-Feeding Trial. J Am Heart Assoc. 2017 Nov 29;6(12):e005162.
(＊33) Minamimoto R, Senda M, Jinnouchi S, Terauchi T, Yoshida T, Inoue T. Performance profile of a FDG-PET cancer screening program for detecting gastric cancer: results from a nationwide Japanese survey. Jpn J Radiol. 2014 May;32(5):253–9.

（＊34） ITmedia NEWS「『ザクII』を動かすプログラミング教材、20年3月発売　約10万円」 https://www.itmedia.co.jp/news/articles/1909/27/news098.html?fbclid=IwAR0QYWawUdjBDpKGs7lfIeGqXZA_Csdt3Huq4r-6N0hPgSt64NyZcuJt1wg

（＊35） Cruz-Jentoft AJ, Sayer AA. Sarcopenia. The Lancet [Internet]. 2019 Jun 3 [cited 2019 Jun 27]. Available from: https://www.thelancet.com/journals/lancet/article/PIIS0140-6736(19)31138-9/fulltext′ Beaudart C, Dawson A, Shaw SC, Harvey NC, Kanis JA, Binkley N, et al. Nutrition and physical activity in the prevention and treatment of sarcopenia: systematic review. Osteoporos Int. 2017;28(6):1817–33.

（＊36） Hozawa A, Hirata T, Yatsuya H, Murakami Y, Kuriyama S, Tsuji I, et al. Association Between Body Mass Index and All-Cause Death in Japanese Population: Pooled Individual Participant Data Analysis of 13 Cohort Studies. Journal of Epidemiology. 2019;29(12):457–63.

（＊37） Williams PT. Greater weight loss from running than walking during a 6.2-yr prospective follow-up. Med Sci Sports Exerc. 2013 Apr;45(4):706–13.

（＊38） Bogers RP, Bemelmans WJE, Hoogenveen RT, Boshuizen HC, Woodward M, Knekt P, et al. Association of overweight with increased risk of coronary heart disease partly independent of blood pressure and cholesterol levels: a meta-analysis of 21 cohort studies including more than 300 000 persons. Arch Intern Med. 2007 Sep 10;167(16):1720–8.

（＊39） Kreiner CT, Nielsen TH, Serena BL. Role of income mobility for the measurement of inequality in life expectancy. PNAS. 2018 Nov 13;115(46):11754–9.

（＊40）Carrozzi L, Falcone F, Carreras G, Pistelli F, Gorini G, Martini A, et al. Life Gain in Italian Smokers Who Quit. Int J Environ Res Public Health. 2014 Mar;11(3):2395-406.
（＊41）Burton R, Sheron N. No level of alcohol consumption improves health. The Lancet. 2018 Sep 22;392(10152):987-8.
（＊42）「アーモンドのおはなし④　アーモンドの生産国と生産量」 http://cp.glico.jp/story/almond/import.html
（＊43）https://www.maff.go.jp/j/syouan/seisaku/risk_analysis/priority/kabidoku/kabi_iroiro.html#af
（＊44）https://www.tokai-tv.com/tokainews/article_20220510_18364
（＊45）https://www.newsweekjapan.jp/mutsuji/2021/06/post-117.php
（＊46）https://www.maff.go.jp/j/nouyaku/n_info/index.html
（＊47）Barański M, Rempelos L, Iversen PO, Leifert C. Effects of organic food consumption on human health; the jury is still out! Food Nutr Res [Internet]. 2017 Mar 6 [cited 2019 Jul 16];61(1):1287333. Available from: https://www.ncbi.nlm.nih.gov/pmc/articles/PMC5345585/
（＊48）Baudry J, Assmann KE, Touvier M, Allès B, Seconda L, Latino-Martel P, et al. Association of Frequency of Organic Food Consumption With Cancer Risk: Findings From the NutriNet-Santé Prospective Cohort Study. JAMA Intern Med. 2018 Dec 1;178(12):1597-606.
（＊49）https://www.maff.go.jp/j/council/seisaku/kazyu/r01_6/attach/pdf/index-9.pdf
（＊50）武藤哲郎「ジェームズ・ボンドと朝食」『大妻女子大学紀要』２０１７年３月 https://otsuma.repo.nii.ac.jp/?action=pages_view_main&active_action=repository_view_main_

item_detail&item_id=6427&item_no=1&page_id=29&block_id=56
(＊51) Brown J. Is juicing actually good for you? [Internet]. [cited 2019 Oct 1]. Available from: https://www.bbc.com/future/article/20181231-is-juicing-actually-good-for-you
(＊52) https://www.unicef.or.jp/partner/agnes/niger/index.html
(＊53) https://www.caa.go.jp/policies/policy/consumer_policy/information/food_loss/efforts/assets/efforts_220929_0002.pdf
(＊54) World Hunger Statistics [Internet]. Food Aid Foundation. [cited 2019 Jul 2]. Available from: https://www.foodaidfoundation.org/world-hunger-statistics.html
(＊55) de Cabo R, Mattson MP. Effects of Intermittent Fasting on Health, Aging, and Disease. The New England Journal of Medicine. 2019 Dec 26;381(26):2541–51.
(＊56) Liu D, Huang Y, Huang C, Yang S, Wei X, Zhang P, et al. Calorie Restriction with or without Time-Restricted Eating in Weight Loss. The New England Journal of Medicine. 2022 Apr 21;386(16):1495–504.
(＊57) https://www.maff.go.jp/j/syokuiku/kodomo_navi/featured/abc2.html
(＊58) Kawamoto S. Current Trends in Food Poisoning in Japan from 2006 to 2015. JOURNAL OF THE JAPANESE SOCIETY FOR FOOD SCIENCE AND TECHNOLOGY. 2017;64(1):1–15.
(＊59) 日本養鶏協会による。 [Internet]. [cited 2019 Jul 11]. Available from: https://www.jpa.or.jp/news/gyosei/18_se/04.html
(＊60) Iwata K, Goto M. Did the ban on serving raw beef liver in restaurants decrease

Enterohemorrhagic Escherichia coli infection in Japan?: an interrupted time-series analysis. BMC Infect Dis [Internet]. 2019 Nov 8 [cited 2019 Nov 26];19(1):949. Available from: https://www.ncbi.nlm.nih.gov/pmc/articles/PMC6842200/

(＊61) https://www.niid.go.jp/niid/images/idsc/kikikanri/H30/1-04.pdf

(＊62) https://promedmail.org/promed-post/?id=20170902.5290952

(＊63) Iwata K, Fukuchi T, Yoshimura K. Is the quality of sushi ruined by freezing raw fish and squid? A randomized double-blind trial with sensory evaluation using discrimination testing. Clin Infect Dis. 2015 May 1;60(9):e43-48.

(＊64) https://www.maff.go.jp/j/syouan/seisaku/risk_analysis/priority/syosanen/ganyu/

(＊65) Jakszyn P, Bingham S, Pera G, Agudo A, Luben R, Welch A, et al. Endogenous versus exogenous exposure to N-nitroso compounds and gastric cancer risk in the European Prospective Investigation into Cancer and Nutrition (EPIC-EURGAST) study. Carcinogenesis. 2006 Jul;27(7):1497–501.

(＊66) Chan DSM, Lau R, Aune D, Vieira R, Greenwood DC, Kampman E, et al. Red and processed meat and colorectal cancer incidence: meta-analysis of prospective studies. PLoS ONE. 2011;6(6):e20456.

(＊67) Zhao Z, Yin Z, Zhao Q. Red and processed meat consumption and gastric cancer risk: a systematic review and meta-analysis. Oncotarget. 2017 May 2;8(18):30563–75.

(＊68) Carr PR, Walter V, Brenner H, Hoffmeister M. Meat subtypes and their association with colorectal cancer: Systematic review and meta-analysis. Int J Cancer. 2016 Jan 15;138(2):293–302.

（＊69） Neff RA, Edwards D, Palmer A, Ramsing R, Righter A, Wolfson J. Reducing meat consumption in the USA: a nationally representative survey of attitudes and behaviours. Public Health Nutr. 2018 Jul;21(10):1835–44.

（＊70） Kolata G. Eat Less Red Meat, Scientists Said. Now Some Believe That Was Bad Advice. The New York Times [Internet]. 2019 Sep 30 [cited 2019 Oct 1]. Available from: https://www.nytimes.com/2019/09/30/health/red-meat-heart-cancer.html´ Johnston BC, Zeraatkar D, Han MA, Vernooij RWM, Valli C, El Dib R, et al. Unprocessed Red Meat and Processed Meat Consumption: Dietary Guideline Recommendations From the Nutritional Recommendations (NutriRECS) Consortium. Ann Intern Med [Internet]. 2019 Oct 1 [cited 2019 Oct 1]. Available from: https://annals.org/aim/fullarticle/2752328/unprocessed-red-meat-processed-meat-consumption-dietary-guideline-recommendations-from

（＊71） Alshahrani SM, Fraser GE, Sabaté J, Knutsen R, Shavlik D, Mashchak A, et al. Red and Processed Meat and Mortality in a Low Meat Intake Population. Nutrients. 2019 Mar;11(3):622.

（＊72） Kim AE, Lundgreen A, Wolff RK, Fejerman L, John EM, Torres-Mejía G, et al. Red meat, poultry, and fish intake and breast cancer risk among Hispanic and Non-Hispanic white women: The Breast Cancer Health Disparities Study. Cancer Causes Control. 2016 Apr 1;27(4):527–43.

（＊73） Spain is Europe’s third largest consumer of meat and fish [Internet]. EuroMeat News.com. 2018 [cited 2019 Aug 7]. Available from: https://euromeatnews.com/Article-Spain-is-Europes-third-largest-consumer-of-meat-and-fish/1468.

(＊74) Cole BF, Logan RF, Halabi S, Benamouzig R, Sandler RS, Grainge MJ, et al. Aspirin for the chemoprevention of colorectal adenomas: meta-analysis of the randomized trials. J Natl Cancer Inst. 2009 Feb 18;101(4):256–66.

(＊75) Lin M-H, Lee C-H, Lin C, Zou Y-F, Lu C-H, Hsieh C-H, et al. Low-Dose Aspirin for the Primary Prevention of Cardiovascular Disease in Diabetic Individuals: A Meta-Analysis of Randomized Control Trials and Trial Sequential Analysis. J Clin Med. 2019 May 5;8(5):609.

(＊76) https://ieben.net/date/catch/inland-catch/japan-tdfk/wakasagi.html

(＊77) Mackay DF, Russell ER, Stewart K, MacLean JA, Pell JP, Stewart W. Neurodegenerative Disease Mortality among Former Professional Soccer Players. The New England Journal of Medicine. 2019 Nov 7;381(19):1801–8.

(＊78) 厚生労働省資料
https://www.mhlw.go.jp/stf/shingi/2r985200000136n1-att/2r985200000138nk.pdf

(＊79) Wikoff D, Welsh BT, Henderson R, Brorby GP, Britt J, Myers E, et al. Systematic review of the potential adverse effects of caffeine consumption in healthy adults, pregnant women, adolescents, and children. Food Chem Toxicol. 2017 Nov;109(Pt 1):585–648.

(＊80) Patra J, Bakker R,Irving H, Jaddoe VWV, Malini S, Rehm J. Dose-response relationship between alcohol consumption before and during pregnancy and the risks of low birthweight, preterm birth and small for gestational age (SGA)-a systematic review and meta-analyses. BJOG. 2011

Nov;118(12):1411–21.
（＊81）Settipane GA. The restaurant syndromes. N Engl Reg Allergy Proc. 1987 Jan-Feb;8(1):39–46.
（＊82）Williams AN, Woessner KM. Monosodium glutamate 'allergy':menace or myth? Clin Exp Allergy. 2009 May;39(5):640–6.

岩田健太郎（いわたけんたろう）

1971年島根県生まれ。島根医科大学（現・島根大学医学部）卒業。沖縄県立中部病院、ニューヨーク市セントルークス・ルーズベルト病院、同市ベスイスラエル・メディカルセンター、北京インターナショナルSOSクリニック、亀田総合病院を経て、2008年より神戸大学。神戸大学都市安全研究センター感染症リスク・コミュニケーション研究分野および医学研究科微生物感染症学講座感染治療学分野教授。『「感染症パニック」を防げ！』『丁寧に考える新型コロナ』『予防接種は「効く」のか？』『ぼくが見つけたいじめを克服する方法』『1秒もムダに生きない』『99・9%が誤用の抗生物質』『ワクチンは怖くない』（以上、光文社新書）、『新型コロナウイルスの真実』（ベスト新書）、『絵でわかる感染症 with もやしもん』（講談社）など著書多数。

安《やす》い・美味《おい》しい・簡単《かんたん》
実践《じっせん》 健康食《けんこうしょく》

2022年12月30日初版1刷発行

著　者 —— 岩田健太郎
発行者 —— 三宅貴久
装　幀 —— アラン・チャン
印刷所 —— 萩原印刷
製本所 —— ナショナル製本
発行所 —— 株式会社光文社
東京都文京区音羽1-16-6（〒112-8011）
https://www.kobunsha.com/
電　話 —— 編集部03（5395）8289　書籍販売部03（5395）8116
業務部03（5395）8125
メール —— sinsyo@kobunsha.com

 ISBN 978-4-334-04643-9

光文社新書

1222

「友だち」から自由になる

石田光規

「友だち」とはメッセージ性が強すぎる概念だ！　古代ギリシアの時代から「友だち」がいかに変質してきたかを示しつつ、それでもなお成立する友情について探る。現代人のための新しい友人論。

978-4-334-04629-3

1223

アメリカの教会
「キリスト教国家」の歴史と本質

橋爪大三郎

福音派って何？　宗教右派って何？？　数多《あまた》ある宗派、分裂、統合、栄枯盛衰……現代アメリカの「なぜ？」を理解するために、植民地時代から現在に至るまでを丁寧に辿り解きほぐす決定版。

978-4-334-04631-6

1224

死は存在しない
最先端量子科学が示す新たな仮説

田坂広志

死後、我々はどうなるのか。「肉親」と再会できるのか。なぜ、「最先端の科学の知見」と「最古の宗教の直観」が一致するのか。この本を読み終えたとき、あなたの人生が変わる。

978-4-334-04630-9

1225

日本のピアニスト
その軌跡と現在地

本間ひろむ

「ピアニスト」という言葉の響きが放つ魔力――。日本のピアニストたちが歩んできた軌跡を辿りながら、今日、私たちが目にしている「新しいピアニスト像」までを射程に入れて考察。

978-4-334-04632-3

1226

観光立国・日本
ポストコロナ時代の戦略

箱谷真司

外国人訪日客99％減――。インバウンド受け入れの本格再開後、どのように観光産業を再生するか。日本各地を巡りDXやSDGs、観光公害対策など、現場の挑戦と葛藤を追う。

978-4-334-04633-0

光文社新書

1227
新地方論
都市と地方の間で考える

小松理虔

「都市」と「地方」。二項対立ではない視点から改めて地方を10のテーマで考えたときに、見えてくるものとは何か。福島県いわき市を拠点に、多彩な活動を続ける著者の思考と実践の記録。

978-4-334-04634-7

1228
不安型愛着スタイル
他人の顔色に支配される人々

岡田尊司

自己肯定感が低い、気を遣いすぎて疲れてしまう、感覚が敏感で体調を崩しやすい……生きづらさの理由、そして克服や治療法は？　職場や家庭での周囲の対応の仕方も事例を交え詳述。

978-4-334-04635-4

1229
広告の仕事
広告と社会、希望について

杉山恒太郎

広告から〝公告〟へ。日本の広告界のレジェンドが、自らのクリエイティブを振り返りながら、広告の未来を熱く鋭く語る。山口周氏とのロング対談を収録。解説・河尻亨一氏。

978-4-334-04636-1

1230
「美食地質学」入門
和食と日本列島の素敵な関係

巽好幸

蕎麦を育む火山、出汁を支える山脈、日本酒と地球の大変動――。多彩な和食が生まれた理由は日本列島にある⁉　地下深くで密接に結びつく二つの意外な関係をマグマ学者が丁寧に紐解く。

978-4-334-04637-8

1231
時を超える美術
「グローカル・アート」の旅

新見隆

ローカル（地域、身近なもの）を大事にしながらグローバル（世界のありかた）につながる――。そんな「グローカル」な精神を宿した美術作品や芸術家に触れた「芸術風土記」エッセイ。

978-4-334-04638-5

光文社新書

1232
Web3とは何か
NFT、ブロックチェーン、メタバース

岡嶋裕史

「巨大IT企業の支配から個人が解放されたインフラ」で、「要素技術としてブロックチェーン、なかでもNFTあたりを重視する」というWeb3の全体像を、批判的な見方を含め解説。

978-4-334-04639-2

1233
古典と日本人
「古典的公共圏」の栄光と没落

前田雅之

高等教育の古文・漢文不要論が唱えられる今、私たちに古典は本当に必要なのか。日本において古典が成立した歴史を辿りながら、そもそも「古典」とは何かということを考える。

978-4-334-04640-8

1234
小学校受験
現代日本の「教育する家族」

望月由起

拡大・過熱・多様化——誰が、なぜ、どのように受験しているのか。入学後の環境は？　教育学者が小学校受験の実際や問題点、評価すべき点などを、経験者の声も交え具体的・リアルに報告。

978-4-334-04641-5

1235
アニメ療法《セラピー》
心をケアするエンターテインメント

パントー・フランチェスコ

日本のポップカルチャーの力で、心を治癒することはできるか。イタリア出身のオタク精神科医が精神医学や心理学の知見を物語療法と接続し、新しい「アニメ療法《セラピー》」を構想する。

978-4-334-04642-2

1236
安い・美味しい・簡単
実践 健康食

岩田健太郎

「近所のスーパーの特売品で自炊」に健康が詰まってる…感染症医でファイナンシャル・プランナーの資格も持つ著者と考える、お金をかけず、持続可能でより豊かに生きるための食事術。

978-4-334-04643-9